CLINIQUE DE PLOMBIÈRES

DU RHUMATISME

MANIFESTATIONS DIATHÉSIQUES

TRAITÉES PAR

LES EAUX DE PLOMBIÈRES

Paris. — A. Parent, imp. de la Faculté de Médecine, rue Monsieur-le-Prince, 31.

CLINIQUE DE PLOMBIÈRES

DU RHUMATISME

MANIFESTATIONS DIATHÉSIQUES

TRAITÉES PAR

LES EAUX DE PLOMBIÈRES

PAR

Le Dr C. LECLÈRE

Ancien interne des hôpitaux de Paris,
Membre de la Société d'hydrologie médicale de Paris,
Médecin aux Eaux de Plombières.

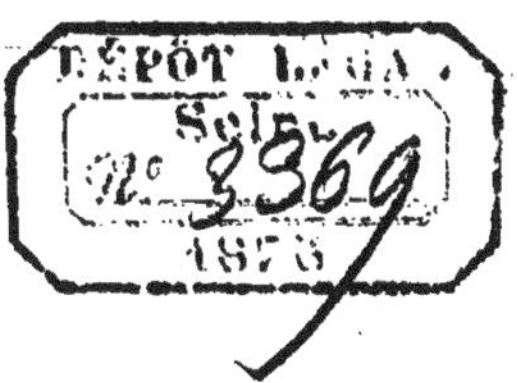

PARIS

ADRIEN DELAHAYE, LIBRAIRE-ÉDITEUR

PLACE DE L'ÉCOLE DE MÉDECINE

1875

CLINIQUE DE PLOMBIÈRES

DU RHUMATISME

MANIFESTATIONS DIATHÉSIQUES

TRAITÉES PAR

LES EAUX DE PLOMBIÈRES

CONSIDÉRATIONS PRELIMINAIRES.

Un grand nombre d'eaux minérales revendiquent parmi leurs applications le traitement du rhumatisme. Au premier abord, il paraît étrange que des agents aussi différents par leur composition et leurs propriétés puissent modifier efficacement la même maladie. Mais l'observation nous apprend que les manifestations de la diathèse rhumatismale varient dans leurs formes et leurs localisations, suivant la nature du terrain sur lequel elles se développent; en effet, chez tous les rhumatisants, le tempérament, la constitution et l'idiosyncrasie impriment aux affections d'origine diathésique des caractères particuliers qui en changent le mode pathogénique et nécessitent des médications différentes.

Lorsque le rhumatisme rencontre, au début de son

évolution, un organisme dans des conditions à peu près physiologiques, il affecte une expression, pour ainsi dire, normale; régulier dans sa forme et dans sa marche, il a pour siége habituel de ses manifestations les tissus extérieurs, les muscles, les articulations et les nerfs. En général, il ne détermine que des affections passagères, sans lésion persistante; la congestion comme phénomène morbide, et la mobilité comme allure, constituent ses caractères distinctifs. C'est le rhumatisme vulgaire simple.

Dans des conditions semblables, lorsque le rhumatisant est doué d'un tempérament sanguin prononcé, la diathèse revêt facilement la forme inflammatoire, qui se traduit par l'altération des articulations, des membranes du cœur et des vaisseaux, et par toutes les complications du rhumatisme articulaire aigu.

Mais si le rhumatisme se développe chez un sujet débilité par les excès, par une vie trop sédentaire, par une alimentation insuffisante ou une habitation insalubre, la diathèse exagère la tendance anémique, et les accidents rhumatismaux prennent une physionomie spéciale : on voit alors, avec les douleurs musculaires et articulaires, dominer les sécrétions morbides et les troubles fonctionnels; c'est dans cette forme qu'on constate la décoloration des téguments et des muqueuses, les épanchements dans les séreuses, les dyspepsies, les catarrhes bronchiques et intestinaux et les affections cutanées.

Chez certains scrofuleux, le rhumatisme se fixe de préférence sur les articulations; il détermine là des épanchements séreux, des indurations de tissus, des gonflements osseux, et, comme conséquence ultime, toutes les altérations de la tumeur blanche; chez d'autres, les glandes, les muqueuses et les organes internes eux-mêmes sont envahis. Peu à peu la diathèse rhumatismale, quand elle n'est pas atténuée par les progrès de l'âge ou par un traitement approprié, imprime son activité à tous les éléments désorganisateurs de la scrofule.

Lorsque le rhumatisme atteint un organisme névropathique, ses manifestatisns participent simultanément ou alternativement du rhumatisme et de la névrose; l'une et l'autre se confondent, reparaissent ou s'accroissent sous l'influence des variations atmosphériques, du froid, de l'humidité ou des causes morales. Dans cette variété de l'arthritisme l'élément douleur domine toujours, tantôt sous forme de douleurs articulaires ou musculaires, de névralgies fixes ou erratiques, tantôt sous forme de névroses plus ou moins persistantes.

Enfin, dans tous ces modes d'expression de la diathèse rhumatismale, tenant au tempérament ou à la constitution, on ne peut s'empêcher de reconnaître qu'il existe certaines conditions particulières, en vertu desquelles les manifestations se font sur les organes internes, s'y fixent de préférence, et donnent lieu à des affections viscérales ou à des troubles fonctionnels non moins variés que les déterminations extérieures; ces cas d'idiosyncrasie, dont la cause nous échappe, présentent, au point de vue du diagnostic et du traitement, une grande importance.

Cette multiplicité de formes et de localisations morbides explique l'emploi, chez les rhumatisants, de moyens thérapeutiques variés et l'efficacité d'eaux thermales différentes par leur composition et leurs propriétés.

Le traitement du rhumatisme, considéré en lui-même, consiste essentiellement à développer un état de suractivité dans les fonctions de la peau. Pour obtenir ce résultat, le calorique est certainement l'agent physique le plus puissant que nous connaissions; toutes les eaux minérales à température élevée peuvent donc convenir aux rhumatisants; mais si la thermalité joue un rôle important dans le traitement, elle ne constitue pas toute la médication du rhumatisme, et c'est tout au plus si elle peut suffire à la guérison du rhumatisme simple ou accidentel.

Pour le rhumatisme diathésique, on doit se laisser guider par d'autres considérations dans le choix de l'agent thérapeutique ; il faut non-seulement tenir compte de la nature de la diathèse, mais encore de la constitution, du tempérament et de la disposition morbide du malade; c'est à modifier ces éléments essentiels de la maladie par la composition et les propriétés thérapeutiques des eaux thermales appropriées, qu'il convient de s'appliquer.

Dans l'arthritisme sthénique, chez les rhumatisants sanguins, à disposition inflammatoire, la médication altérante a son indication spéciale; les eaux bicarbonatées sodiques peuvent rendre de grands services dans certains cas déterminés. Mais, lorsqu'il s'agit d'un malade à constitution appauvrie, on conçoit que l'organisme, amoindri dans ses forces et ses ressources, se laisse facilement atteindre par toutes les influences extérieures, le froid, l'humidité, les variations de température ; on ne peut modifier ce terrain, tout préparé au développement de la diathèse, que par l'emploi des eaux thermales reconstituantes, remontantes, pour nous servir de l'expression de Bordeu. Les eaux chlorurées sodiques répondent à cette première indication; mais il y a un choix à faire parmi toutes les sources de cette classe, selon leur composition et leurs propriétés plus ou moins excitantes.

Il en est de même pour les scrofuleux, chez lesquels le rhumatisme menace de développer des altérations de tissus, si déjà il n'a déterminé des désordres articulaires d'une certaine gravité; ici ce sont les eaux thermales sulfureuses qui réussissent le mieux à combattre les manifestations rhumatismales transformées par la diathèse scrofuleuse.

Mais, lorsqu'on se trouve en présence d'un rhumatisme nerveux articulaire ou musculaire indifférement, ou d'une névrose d'origine rhumatismale proprement dite, ce n'est plus à des eaux stimulantes qu'il faut recourir; leur action aurait pour effet d'exaspérer les phénomènes morbides, et souvent de produire des déplacements fâcheux. On doit leur préférer les eaux thermales sédatives, modératrices, qui conviennent particulièrement dans les cas où domine l'élément douleur; c'est par les applications variées de ces sources qu'on arrive à modifier la disposition névropathique de l'organisme et à combattre les diverses localisations de la diathèse.

Enfin, lorsque, au lieu d'avoir à traiter un rhumatisme à manifestations extérieures isolées, on se trouve en présence d'affections viscérales et de troubles fonctionnels des organes internes, il faut choisir, parmi les eaux thermales, celles dont l'expérience a démontré l'efficacité dans telle ou telle localisation morbide, il existe dans la thérapeutique hydro-minérale, une spécialité d'action qu'il est essentiel de connaître pour être véritablement utile aux malades. Les affections rhumatismales des bronches et du poumon, par exemple, sont avantageusement modifiées par les eaux d'Ems et du Mont-Dore; certaines maladies du foie et de l'estomac trouvent des agents de guérison efficaces dans les eaux de Vichy; M. Gueneau de Mussy a montré l'usage qu'on peut faire des Eaux-Bonnes dans l'angine granuleuse, et M. Laugaudin a récemment appelé l'attention sur l'emploi des eaux de Royat dans le traitement de certaines affections cutanées d'origine rhumatismale, et de même pour d'autres stations que nous pourrions citer.

La spécialisation des eaux minérales, c'est-à-dire l'appropriation d'une maladie à la source qui lui convient le mieux, est un des problèmes les plus importants de la thérapeutique hydro-minérale. Aussi est-ce à bien définir les indications générales et spéciales des différentes sources que doivent tendre tous les efforts des médecins qui pratiquent auprès d'elles, et nous ajoutons que, s'il est permis de pressentir l'action élective d'une eau minérale par sa composition, ce n'est cependant qu'après de nombreuses observations qu'on arrive à préciser ses conditions d'efficacité et de tolérance.

La station de Plombières, grâce à la haute température de ses sources (30° à 70°), a été de tout temps le rendez-vous des rhumatisants; mais ce serait une erreur de croire qu'on puisse y traiter indistinctement et avec succès toutes les formes de la diathèse rhumatismale. Depuis six ans, j'ai recueilli, dans ma pratique à Plombières, environ 350 observations de rhumatisants, j'ai cherché parmi toutes les affections que j'ai rencontrées, quelles étaient les formes et les localisations qui retiraient du traitement les meilleurs résultats; j'ai pensé qu'il pouvait être utile de publier un résumé de cette étude.

La médication hydro-thermale de Plombières, convient particulièrement à la forme névropathique du rhumatisme. Sous cette forme viennent se ranger tout à la fois les névralgies et les manifestations musculaires, articulaires ou viscérales; ce qui la caractérise, c'est la prédominance de l'élément douleur, sans altération des tissus. Il est même remarquable de ne pas rencontrer plus souvent le rhumatisme articulaire aigu et ses complications phlegmasiques, soit dans les antécédents, soit dans le cours du rhumatisme névropathique; il semble qu'il y ait incompatibilité entre ces deux formes de la même maladie. La névropathie rhumatismale, dans ses manifestations les plus aiguës, ne présente jamais, à moins d'exception rare, d'accidents inflammatoires, et la diathèse s'épuise tout entière en phénomènes nerveux, soit sur les tissus extérieurs, soit sur les viscères.

Avant d'aller plus loin dans l'étude du rhumatisme névropathique, nous devons nous demander quelles sont les conditions spéciales qui favorisent cette forme de la maladie? En d'autres termes, pourquoi chez certains individus, la diathèse affecte-t-elle plutôt le mode névropathique que le mode inflammatoire, par exemple? Cette question de pathogénie, toujours difficile à résoudre pour une maladie quelconque, est plus obscure encore lorsqu'il s'agit d'une diathèse, c'est-à-dire d'un de ces états morbides généraux dont nous ne connaissons ni la nature, ni les causes spécifiques.

Ce qui paraît certain, c'est que le rhumatisme revêt des formes différentes suivant la nature du terrain sur lequel il se développe. Ce terrain se trouve préparé par la constitution : chaque individu apporte en naissant un certain fonds de force ou de faiblesse, qui lui permet de présenter un degré variable de résistance aux causes morbides; c'est ce qui constitue la puissance vitale, que Barthez appelait autrefois les forces radicales. Mais cet état primordial se trouve intimement associé au tempérament, transmis par hérédité; c'est lui qui imprime à la constitution son cachet particulier, et produit toutes les modifications individuelles que nous observons dans l'état de santé ou de maladie. C'est sous l'influence du tempérament que tel ou tel système organique prédomine et rompt l'harmonie de l'ensemble. Cette prédisposition native cependant peut être atténuée ou exagérée par le genre de vie, l'éducation, et par certaines conditions hygiéniques ou morbides. Le sexe féminin, qui présente à un haut degré ce qu'on a appelé le tempérament moral, est particulièrement voué à la forme nerveuse des affections; la menstruation, la gestation, la ménopause, ne sont pas les moindres causes de cette disposition. Pour les hommes, la puberté, les travaux d'esprit, les veilles, les fatigues, les excès, les affections morales arrivent à produire les mêmes effets par la surexcitation qu'ils impriment au système nerveux. Au point de vue morbide, nous trouvons dans les altérations du sang un des éléments principaux de la prédisposition névropathique : « *sanguis moderator nervorum* »; tous les jours nous voyons dans les affections nerveuses l'influence de la chlorose, de l'anémie, des intoxications paludéenne, syphilitique, etc.

En résumé, si nous ne pouvons parvenir à définir exactement les conditions qui président au développement de la forme névropathique du rhumatisme, nous savons du moins que cette forme de la diathèse se rencontre chez les individus à tempérament nerveux, dont la prédisposition a été exagérée par le genre de vie et par des influences hygiéniques ou morbides.

Les rhumatisants névropathiques sont sujets à des affections multiples qui ont pour siége les tissus et les organes : on rencontre chez eux des douleurs articulaires et musculaires, des névralgies et des névroses viscérales; ces manifestations existent simultanément ou se substituent les unes aux autres.

Il était difficile, dans une maladie aussi complexe, de classer les faits; il a donc fallu, pour rendre la description possible, chercher à établir un certain ordre. Il m'a semblé que la division la plus naturelle devait reposer, en premier lieu, sur l'étude des manifestations extérieures du rhumatisme, puis sur celle des manifestations viscérales, en ayant soin de rattacher à chacun de ces groupes les faits les plus caractéristiques et les plus propres à mettre en lumière les conditions d'efficacité du traitement par les eaux de Plombières.

CHAPITRE PREMIER.

Manifestations externes du rhumatisme névropathique.

Le rhumatisme névropathique, dans ses manifestations extérieures, se fixe non-seulement sur les troncs nerveux, mais aussi sur les muscles et les articulations.

1° Lorsqu'on examine une articulation atteinte, on ne trouve en apparence aucune altération; la fluxion provoquée par le processus rhumatismal est plutôt nerveuse que sanguine, et, contrairement au principe « *ubi dolor, ibi fluxus* », on n'observe ni rougeur, ni gonflement; la douleur et l'abolition des fonctions sont les seuls phénomènes morbides.

La douleur n'occupe pas l'ensemble de la jointure, mais seulement quelques points isolés et superficiels qu'il est facile, par la pression, de déterminer exactement. Ces points douloureux correspondent aux émergences des nerfs, et on pourrait les préciser pour chaque articulation, comme Valleix l'a fait pour les troncs nerveux. Ce n'est que dans les mouvements spontanés ou provoqués que la douleur se généralise et s'irradie de chacun de ces foyers particuliers sur tout l'ensemble de l'articulation.

2° Dans les muscles, la douleur présente tous les degrés et toutes les variétés; elle est sourde ou lancinante;

tantôt elle donne la sensation d'un liquide froid circulant dans l'épaisseur des tissus, tantôt elle consiste en un sentiment de déchirure intérieure ou de cuisson superficielle, avec impossibilité d'exécuter les mouvements volontaires. Dans certains cas, le rhumatisme musculaire se traduit par des contractions involontaires, accompagnées de vives douleurs; les crampes, en effet, sont fréquentes chez les arthritiques.

Quoi qu'il en soit de toutes ces variétés, il nous suffit de savoir que la douleur sans altération de tissus constitue le caractère spécial des déterminations articulaires et musculaires du rhumatisme névropathique.

Dans cette forme on observe presque toujours une grande mobilité des phénomènes morbides, qui passent facilement d'une région à une autre ou d'un tissu à un tissu différent, sans laisser de trace. Ce n'est pas, loin de là, que le rhumatisme ne présente souvent une grande fixité dans son siége; dans le cours de ce travail, nous le verrons quelquefois produire de véritables affections locales de longue durée.

Nous allons donner quelques exemples de ces deux formes :

Observation I.

Rhumatisme névropathique. — Manifestations sur les articulations, les muscles, les nerfs et les viscères. — Forme erratique.

M. L..., âgé de 40 ans, grand, maigre, présente le type du névropathique : son visage est osseux, ses yeux brillants et enfoncés dans l'orbite; les muscles de la face se contractent à la moindre impression et donnent à sa physionomie une mobilité extrême. Il est pâle, sa peau est fine et ne s'injecte que très-difficilement, le tissu cellulo-graisseux sous-cutané fait complètement défaut et le développement des muscles n'est pas en rapport avec la taille du malade; il a des mouvements brusques, fréquents et tout indique, dans son allure, une grande surexcitation du système nerveux.

M. L... n'a jamais eu de maladie aiguë, présentant un caractère sérieux ; ses organes internes n'offrent aucune trace d'affection chronique, et toutes ses fonctions s'accomplissent d'une façon normale, en dehors des crises sur lesquelles nous allons insister.

Le père et la mère de M. L... vivent encore et n'ont pas de manifestations arthritiques ; son grand-père paternel était goutteux à un degré extrême, et son grand-père maternel, qui était rhumatisant, est mort d'une affection du foie. M. L... habitait, dans son enfance, un pays froid et humide ; de tout temps il a été sujet à des transpirations excessives, et cette disposition lui donnait une grande sensibilité aux refroidissements.

A partir de l'âge de 19 ans, M. L... a eu les premières atteintes d'un rhumatisme qui se localisait dans les muscles des membres et du tronc et dans les articulations ; les douleurs ont affecté dès le début le caractère névralgique, jamais elles ne se sont accompagnées d'épanchement articulaire ni de symptômes généraux. Depuis cette époque, les accidents se sont renouvelés fréquemment, toujours avec la même forme, et sous les mêmes influences de froid, d'humidité ou de changements atmosphériques. A mesure que les crises se sont multipliées, M. L..., devenu triste et hypochondriaque, á abandonné ses distractions habituelles, les promenades, la chasse, les voyages, dans la crainte d'augmenter ses souffrances.

Les douleurs ne sont pas en général très-vives, mais très-mobiles dans leur siége, elles passent en peu d'instants d'un endroit à un autre, d'un muscle à une articulation ou à un tronc nerveux ; presque toujours il existe simultanément plusieurs localisations douloureuses. Les crises durent peu, quelquefois deux ou trois jours et souvent quelques heures seulement ; elles débutent et se terminent brusquement ; dans les intervalles la santé du malade est parfaite.

Depuis quelques années, M. L... éprouve de temps en temps des crises plus fortes, pendant lesquelles le rhumatisme donne lieu non-seulement à des manifestations externes, mais encore à des troubles viscéraux : quelquefois il a de l'entéralgie avec diarrhée séreuse, d'autres fois il accuse du ténesme de l'anus ou des douleurs vésicales avec envies incessantes d'uriner ; dans certains cas, il se plaint de spasme des bronches ou de phénomènes d'angine de poitrine. Les accidents qui reviennent le plus souvent dans ces crises, et qui le préoccupent surtout, sont des palpitations violentes, accompagnées de névralgie intercostale ; M. L.. redoute une affection du cœur, et les symptômes qu'il décrit ne laissent pas que d'être alarmants. Mais le cœur ne présente aucune trace de lésion organique, et le retour des palpitations n'a jamais lieu en dehors des attaques de rhumatisme.

M. L... a essayé un grand nombre de traitements sans résultat marqué ; ce qui lui réussit le mieux, c'est de rester immobile, de provoquer des sueurs abondantes lorsqu'il a une crise, et de se tenir le plus possible à l'abri des causes de refroidissement. Il vient à Plombières le 20 juin 1872, pour tâcher de modifier cette disposition générale qui trouble sa vie et altère sa santé. Il fait une cure très-complète, composée de bains, de douches chaudes, et surtout de sudations, au moyen des étuves ; ce traitement, malgré son énergie, ne fatigue pas le malade qui semble, au contraire, en retirer du bien-être et une certaine énergie à laquelle il n'était plus habitué. Pendant son séjour, M. L... n'a pas de crises, mais seulement quelques douleurs musculaires ou nerveuses de peu d'intensité ; dans les mois qui suivent, il continue à bien aller ; sa santé générale s'améliore sensiblement. L'hiver ramène quelques crises, mais elles sont séparées par des intervalles de calme beaucoup plus longs que précédemment.

J'ai cité à dessein cette observation en premier lieu, parce qu'elle présente un tableau complet des manifestations habituelles de la diathèse avec les caractères que nous lui avons reconnus, lorsqu'elle se développe sur un sujet névropathique. S'agit-il, en effet, du rhumatisme des articulations des muscles ou des nerfs, nous ne constatons que le phénomène douleur, sans altération de tissus et sans accidents aigus. S'agit-il de localisations viscérales, nous ne rencontrons que des troubles fonctionnels d'origine nerveuse et d'une mobilité très-grande.

Observation II.

Rhumatisme névropathique. — Manifestations musculaires et articulaires. — Forme fixe.

M. T..., âgé de 55 ans, d'une santé générale habituellement bonne, a été sujet, dans sa jeunesse, à des douleurs musculaires des jambes, des lombes et des épaules, sans avoir jamais été atteint de rhumatisme articulaire aigu. Son père était rhumatisant, il avait fréquemment des douleurs vagues, musculaires ou nerveuses. Il y a quatre ans, sans cause appréciable, M. T... est pris de rhumatisme dans le côté gauche de la poitrine et au sommet de la tête ; les douleurs reviennent à d'assez longs intervalles, par crises d'une durée variable ; elles se fixent à la poitrine, dans les muscles intercostaux du côté gauche et se font sentir surtout dans les grandes inspirations ou dans les mouvements de la marche ; au crâne, les douleurs ne s'accompagnent pas de céphalalgie ni de pesanteur de tête, mais elles sont toujours surexcitées par la pression et par l'action du froid. Il y a quelquefois alternance entre les douleurs crâniennes et intercostales, quelquefois aussi elles existent simultanément ; dans certains cas il s'y joint du rhumatisme articulaire et musculaire des membres. Au commencement de l'hiver 1869, le rhumatisme envahit non-seulement la paroi costale gauche, mais aussi le bras et l'épaule du même côté. M. T... éprouve, pour la première fois, des palpitations et de la dyspnée pendant les mouvements précipités. Cette crise dure trois semaines et disparaît complètement pour revenir au mois d'avril suivant ; elle se présente avec les mêmes phénomènes de douleurs musculaires et de palpitations, accompagnés de troubles digestifs, de colique et de diarrhée, sous l'influence des changements atmosphériques.

M. T... vient à Plombières au mois de juillet 1870, il y suit un traitement régulier composé de bains et de douches tièdes, et qui n'offre pendant sa durée aucune particularité notable. L'hiver est relativement bon, malgré les préoccupations politiques et le séjour à la campagne que M. T... est obligé de subir. Ce n'est qu'à de rares intervalles qu'il ressent des douleurs intercostales et crâniennes, mais pendant quinze jours il a une névralgie sciatique gauche et quelques douleurs musculaires vagues. Une nouvelle cure de Plombières en 1871 lui permet de passer l'hiver sans manifestations sérieuses; au printemps, il est atteint de rhumatisme articulaire, qui se fixe dans les genoux, sur les parties latérales, au niveau des ligaments internes et externes, mais sans trace d'épanchement.

M. L... fait une troisième saison en 1872, et depuis cette époque il n'a plus de crises durables ; les légers ressentiments douloureux qu'il éprouve sont cependant toujours dans les mêmes muscles intercostaux et épicrâniens.

Nous trouvons dans cette observation un exemple de rhumatisme musculaire, à forme fixe; l'effet d'un premier traitement a été d'imprimer à la diathèse une certaine mobilité, et de rendre les crises moins fréquentes et moins longues. Les deux autres saisons ont amené des résultats encore plus satisfaisants, elles ont modifié la disposition générale du malade et l'ont rendu moins sensible aux influences atmosphériques.

Observation III.

Rhumatisme névropathique. — Localisations musculaires.

M. B... est âgé de 48 ans ; il est brun, assez coloré de visage et fortement musclé. Il n'a jamais fait de maladie grave, mais il a toujours été, depuis son enfance, sujet à des douleurs musculaires et articulaires, sans rhumatisme articulaire aigu. Sa mère a la goutte, caractérisée surtout par des accidents névropathiques, des migraines, des névralgies et de temps en temps par des manifestations articulaires des pieds et des mains.

M. B... n'a jamais eu de rhumatisme viscéral, si ce n'est, vers l'âge de 25 ans, une laryngite granuleuse très-tenace, pour laquelle il a été envoyé aux Eaux sulfureuses et s'en est bien trouvé ; ses digestions sont normales et l'intestin ne présente aucun trouble morbide. M. B... n'a pas de palpitations, pas de rhumes fréquents, mais seulement un peu de catarrhe bronchique le matin au réveil ; il a toujours eu des transpirations faciles, ce qui lui fait redouter l'impression du froid, cause habituelle de douleurs musculaires ou articulaires.

Il y a huit ans, à la suite d'un refroidissement plus marqué, M. B... a eu une localisation du rhumatisme sur les membres inférieurs, sous forme d'engourdissement depuis les chevilles jusqu'aux genoux, sans gonflement articulaire. Il n'éprouvait pas de véritables douleurs, mais une gêne constante dans les mouvements et une impossibilité presque absolue de lever les pieds ou de monter un escalier. Après différents traitements et une saison de Bourbonne, ce trouble fonctionnel a diminué, pour reparaître sous la même forme et avec plus ou moins d'intensité dans les changements de temps ou lorsque le malade s'expose au froid ou à l'humidité ; il s'y joint assez fréquemment et sous les mêmes influences des douleurs dans les parois abdominales et intercostales, et aussi quelques ressentiments douloureux dans les doigts et les orteils. Cette disposition morbide empêche de chasser, de faire de longues courses, souvent même il ne marche qu'avec difficulté, et, lorsque les crises sont plus fortes, il est obligé de garder la chambre.

Il vient à Plombières le 9 juillet 1872, pour tenter de modifier cette disposition rhumatismale et rendre aux muscles des jambes un peu de force et de souplesse. Il suit un traitement approprié, composé de bains, de douches chaudes générales et locales destinées à amener par la percussion une sorte de massage des muscles rhumatisés. M. B... venait à Plombières surtout pour sa fille qui présentait des manifestations rhumatismales plus insolites et dont voici l'histoire :

Observation IV.

Rhumatisme névropathique. — Manifestations musculaires et articulaires. — Chorée, avec récidive. — Chloro-anémie.

Mademoiselle B..., âgée de 16 ans, présente, au plus haut degré, cette teinte de la peau si caractéristique de la chlorose ; les muqueuses sont complètement décolorées et il existe à la base du cœur et dans la carotide un bruit de souffle doux, à timbre musical. A l'âge de 10 ans, mademoiselle B... a eu une scarlatine, suivie d'un rhumatisme articulaire subaigu ; depuis cette époque, elle a fréquemment des douleurs articulaires et musculaires sous l'influence du froid ou de l'humidité. Il y a quatre ans, elle a été prise d'une chorée intense qui persista plusieurs mois et finit par disparaître sans laisser d'altération sérieuse dans la santé.

Mademoiselle B... est réglée depuis deux ans ; la menstruation, plus ou moins régulière au début, est devenue ensuite plus abondante et les époques se sont rapprochées. La malade a pâli, ses forces ont décliné, et les douleurs rhumatismales se sont montrées plus fréquentes et plus fixes, surtout aux poignets et aux genoux. En même temps, elle éprouvait de la fatigue, de l'essouflement, des palpitations, et des troubles digestifs; son caractère était changé, elle était mélancolique et bizarre, ne recherchant que le repos et l'isolement.

Dans cet état assez sérieux, elle a été reprise, il y a deux mois, de douleurs articulaires et de chorée. Les mouvements convulsifs, moins intenses que la première fois, se sont prononcés surtout dans le bras et la jambe gauches ; ils ont souvent varié d'intensité depuis le début, mais actuellement, 9 juillet, ils sont peu étendus, excepté lorsque la malade s'observe et cherche à dominer ces contractions involontaires.

Mademoiselle B... suit avec une grande régularité son traitement et supporte facilement les bains tièdes, dont on augmente peu à peu la durée. Au bout de peu de temps la malade constate une amélioration graduelle, ses mouvements se calment, et chaque jour, elle peut, sans fatigue, faire des promenades de plus en plus longues. Pendant son séjour à Plombières, l'époque menstruelle arrive régulièrement sans trop d'abondance, elle dure moins longtemps que les précédentes. Grâce à ces heureuses modifications, mademoiselle B... quitte Plombières, au bout d'un mois, dans des conditions tout autres qu'à son arrivée ; la chorée a totalement disparu, l'appétit est excellent et les digestions se font bien, la pâleur est moindre et les forces reviennent en même temps que le caractère a perdu de sa tristesse et de sa bizarrerie. L'amélioration s'est continuée après le départ, l'hiver s'est bien passé, sans retour de douleurs rhumatismales ni de chorée.

Le rapprochement de ces deux observations est intéressant au point de vue de l'hérédité de la diathèse arthritique : nous y voyons la goutte normale à manifestations articulaires et névropathiques donner lieu, par génération, au rhumatisme musculaire simple, et celui-ci, par une nouvelle transformation, produire le rhumatisme névropathique, sous forme de douleurs musculaires et articulaires, compliquées de chorée.

HÉRÉDITÉ.

Le rhumatisme est une maladie héréditaire. Chomel et Requin, Trousseau, Bazin, Pidoux et Gueneau de Mussy ne mettent pas en doute sa transmission ; mais pour la bien saisir, il ne faut pas oublier que les espèces pathologiques subissent, par le fait de la génération, des mutations diverses. Ce qui contribue à obscurcir la question, c'est la nature même de la diathèse arthritique, si variable dans ses manifestations, ses formes et ses localisations ; cette difficulté est loin d'être atténuée par la distinction qu'ont voulu établir entre la goutte et le rhumatisme plusieurs auteurs recommandables.

Aujourd'hui la plupart des médecins qui s'occupent spécialement de l'étude des maladies chroniques concluent à l'identité ; M. Bazin, auquel nous devons de remarquables travaux sur les maladies constitutionnelles, fait de la goutte et du rhumatisme une unité pathologique sous le nom d'arthritis.

M. Pidoux tranche à peu près dans le même sens cette question si controversée : « Le rhumatisme et la goutte, dit-il, sont congénères, ils sont semblables et différents tout à la fois. Il ne faut les confondre comme une seule affection ni les séparer comme deux affections spécifiquement différentes. Si leur racine est commune, ils forment deux embranchements du même tronc, qui ayant chacun une manière d'être particulière, malgré leurs traits communs et leurs entrelacements fréquents, méritent chacun aussi une étude tout à la fois commune et distincte. »

Au point de vue de la transmission héréditaire, il n'est pas possible de séparer la goutte du rhumatisme ; ces deux affections ont une origine commune et elles se confondent indistinctement dans la génération. On trouve dans les antécédents de l'un et de l'autre toutes les formes anormales de la diathèse, le catarrhe, l'asthme, les affections du cœur, la névropathie, la migraine, la dyspepsie, la gravelle, etc., avec ou sans localisations articulaires. Souvent aussi l'hérédité ne s'accuse que par la prédisposition, qui pourra se développer plus tard, sous l'influence d'une cause occasionnelle. Elle existe, à un haut degré, chez les rhumatisants ; cette disposition particulière de l'économie, en vertu de laquelle un individu contracte un rhumatisme sous l'influence de causes souvent légères, et qui seraient restées sans action sur tout autre individu non soumis aux mêmes aptitudes morbides.

CAUSES OCCASIONNELLES.

La cause occasionnelle qui joue le principal rôle dans l'évolution du rhumatisme est certainement l'action du froid, dont la puissance est encore plus grande lorsqu'il est combiné avec l'humidité. Les observations que nous venons de rapporter nous ont montré que le séjour habituel dans un pays humide et à variations brusques de température, favorisait le développement de la diathèse ; mais les rhumatisants ne sont pas moins sensibles à une certaine constitution de l'air que ni les instruments de physique ni les sens ne sauraient apprécier et qui dépend d'une sorte d'état électrique de l'atmosphère. Les douleurs qu'ils éprouvent avant l'orage ou aux approches d'un changement de temps semblent justifier l'épithète de barométriques, qu'on a attribuée à certaines affections rhumatismales.

L'action du froid est d'autant plus énergique qu'elle s'exerce sur un organisme dans un état de dépression marquée, et qu'elle atteint l'individu prédisposé, lorsque sa peau est couverte de sueur. Une fois acquis, le rhumatisme ne tarde pas à développer une susceptibilité particulière aux impressions extérieures; souvent, le refroidissement le plus fugace et le plus insignifiant en apparence est, pour les rhumatisants, l'occasion de crises douloureuses. Si on ajoute à cette disposition la tendance qu'ils ont à transpirer beaucoup, même sans se livrer à des exercices violents, on s'explique les précautions minutieuses dont ils s'entourent et les troubles que cette menace constante amène dans leur existence.

Observation V.

Rhumatisme névropathique. — Manifestations articulaires, musculaires et nerveuses. — Influence des causes occasionnelles.

M. C..., âgé de 40 ans, habite un pays humide et froid, le Jura, où il est maître de forges. D'une taille moyenne, assez fortement constitué, il tient de sa mère, qui est en même temps rhumatisante, un tempérament nerveux très-accentué.

M. C... a eu, il y a sept ans, sa première atteinte de rhumatisme; à la suite d'un refroidissement contracté dans son usine, il a ressenti une douleur dans la partie postérieure de la cuisse et de la jambe du côté gauche. Cette douleur, très-vive en certains points bien déterminés, l'empêchait de marcher et souvent de se tenir debout; elle revenait par excès périodiques, en général le soir, et dans l'intervalle des crises, elle se révélait encore par un engourdissement de tout le membre. C'était évidemment une sciatique par refroidissement chez un rhumatisant névropathique; elle a duré six semaines, malgré divers traitements locaux, puis elle a fini par disparaître au moment où la température est devenue plus douce, laissant au malade une grande fatigue, de la faiblesse du membre et une susceptibilité très-grande aux influences atmosphériques.

Depuis cette époque, M. C... est sujet aux douleurs dans les muscles des épaules, des lombes ou des jambes, il a quelquefois aussi des atteintes de sciatique, de névralgie faciale, ou des localisations articulaires qui ne s'accompagnent jamais de rougeur ni de gonflement.

Chaque hiver M. C... a plusieurs crises qui l'obligent à interrompre ses occupations pendant une ou deux semaines; toujours elles sont déterminées par les variations de température auxquelles l'expose sa profession ; l'hiver dernier, elles ont été plus pénibles et plus longues.

M. C... arrive à Plombières le 16 juillet 1872, il prend, dans l'espace de trois semaines, 15 bains suivis de douches Tivoli, et 6 étuves; il part le 8 août dans de bonnes conditions. A la suite de son traitement, il passe un bon hiver, et pour la première fois depuis plusieurs années, il n'a pas de crises sérieuses ; ce n'est que dans les changements de temps, ou lorsqu'il s'expose à des variations trop brusques de température, qu'il ressent des douleurs passagères dans les pieds, les mains, les épaules ou les lombes.

M. C... revient à Plombières le 5 août 1873; pendant son séjour, je lui fais suivre un traitement très-complet, composé de bains, de douches Tivoli et d'étuves; à la fin de sa saison je lui prescris quelques douches écossaises, dans le but de remonter la santé générale et de développer du côté de la peau une certaine résistance aux influences atmosphériques. L'hiver suivant est encore meilleur que le précédent, et M. C... peut se dispenser de faire une nouvelle cure en 1874.

Cette observation est un type de rhumatisme simple chez un névropathique; la diathèse s'accuse uniquement par l'élément douleur, qui se fixe tantôt sur les nerfs, tantôt sur les muscles ou les articulations, sans produire d'altération de tissus. Cette forme nerveuse du rhumatisme est celle qui est le plus rapidement modifiée par l'action des eaux de Plombières; le traitement a pour résultat de rendre les crises douloureuses moins fréquentes et moins intenses, et de s'opposer ainsi au développement graduel de la diathèse.

Nous avons cherché dans les observations précédentes à donner surtout des exemples de rhumatisme musculaire et articulaire ; ces localisations constituent ce qu'on a appelé le grand côté du rhumatisme. On a voulu considérer leur existence comme indispensable au diagnostic d'une affection diathésique, mais il n'est pas rare de voir des rhumatisants présenter des manifestations viscérales avant toute localisation articulaire.

L'observation suivante en est un exemple :

Observation VI.

Diathèse rhumatismale. — Entéralgie et troubles digestifs précédant les manifestations articulaires.

M. P..., âgé de 35 ans, est petit, maigre, d'une santé délicate et d'un tempérament nerveux prononcé. Son père est rhumatisant et sa mère a eu, à différentes reprises, des accidents de goutte articulaire et viscérale.

Malgré une vie très-régulière, M. P... a depuis plusieurs années, des troubles digestifs, caractérisés par de la dyspepsie habituelle et par des crises d'entéralgie qui reviennent surtout sous l'influence des changements atmosphériques ; de plus, il a une constipation opiniâtre qui ne cède qu'à des moyens artificiels. Après deux saisons de Plombières en 1867 et 1868 les digestions deviennent plus faciles, les crises d'entéralgie disparaissent presque complètement, et la paresse intestinale se montre moins rebelle.

Jusqu'alors, M. P..., rhumatisant par hérédité, n'avait pas eu de localisation articulaire. En 1867, quelque temps après sa troisième saison, qui n'avait rien présenté d'extraordinaire, il fut pris de douleurs articulaires dans le poignet gauche, avec un peu de rougeur et de gonflement ; on ne le soumit à aucun traitement actif, on se contenta de tenir le bras immobile et d'envelopper le poignet dans de la laine.

Au bout de quelques semaines, il survient un érythème sur la main et l'avant-bras droit, et les douleurs rhumatismales disparaissent subitement ; l'érythème dure une dizaine de jours et bientôt tout rentre dans l'ordre. L'hiver se passe bien au point de vue des fonctions de l'estomac qui n'ont jamais été aussi régulières, l'entéralgie ne se reproduit pas et la constipation continue à être modérée ; mais M. P... est atteint, à plusieurs reprises, de douleurs musculaires et névralgiques assez persistantes.

En 1870, une quatrième saison consolide tout à fait la santé de M. P... qui peut mener une vie active, chasser et monter à cheval, exercice qu'il avait été obligé de suspendre à cause des douleurs intestinales qu'il provoquait. Ce n'est que de loin en loin, et toujours sous l'impression du froid, qu'il ressent quelques atteintes passagères de rhumatisme articulaire ou musculaire ; depuis deux ans, cette amélioration ne s'est pas démentie.

Cette observation nous montre que le rhumatisme ne suit pas toujours, dans son évolution, un marche régulière : chez notre malade, les manifestations viscérales, entéralgie, constipation et dyspepsie, avaient précédé de plusieurs années les localisations articulaires, cependant le diagnostic avait été posé, dès le principe, et l'origine rhumatismale des accidents intestinaux avait été reconnue. On s'était fondé sur les antécédents qui révélaient la diathèse arthritique dans la famille, sur le tempérament névropathique du malade et aussi sur les caractères particuliers de son affection. Les troubles intestinaux de nature névralgique revenaient par crises, sous l'influence des variations atmosphériques, et disparaissaient subitement sans laisser de trace.

L'observation suivante est un autre exemple de l'irrégularité des manifestations de la diathèse.

Observation VII.

Diathèse rhumatismale. — Gastralgie et dyspepsie précédant les manifestations externes.

M. de K..., âgé de 37 ans, est d'une famille d'arthritiques; sa mère a la goutte et son frère est atteint de rhumatisme articulaire et nerveux avec manifestations catarrhales des bronches et de l'intestin.

M. de K..., n'a pas eu jusqu'alors de rhumatisme franc, mais depuis quelques années, il a des accidents névropathiques, sous forme de douleurs dans différents points du corps, de malaises vagues et de troubles digestifs irréguliers; cet état a peu à peu réagi sur son caractère qui est devenu triste et mélancolique. Il y a quatre ans, pour mettre un terme à ces désordres et surtout pour relever ses forces qui avaient sensiblement diminué, M. K... va prendre les eaux de Spa; mais il ne peut supporter l'eau ferrugineuse, qui augmente aussitôt les accidents dyspeptiques. A partir de ce moment, les digestions deviennent mauvaises, et s'accompagnent de pesanteurs, de gaz abondants, de chaleur à l'estomac et de temps en temps de douleurs dont le siége de prédilection est l'hypochondre droit; l'appétit est conservé à la condition de mettre un long intervalle entre les repas; et certains aliments, le lait, les graisses, les sucreries, le vin rouge, etc., augmentent toujours les troubles digestifs.

L'année dernière, M. K... est envoyé à Vichy; au bout de peu de jours il manifeste de l'intolérance pour l'eau en boisson et ne peut supporter que les bains; cependant il retire de ce traitement une légère amélioration, ses digestions sont moins pénibles lorsqu'il veut bien observer le même intervalle entre ses repas et choisir avec soin ses aliments. Dans le courant de l'hiver, il a quelques douleurs musculaires et articulaires vagues et pendant vingt-quatre heures seulement une localisation passagère sur le gros orteil droit, avec rougeur, léger gonflement et sensibilité modérée.

Le 24 juillet 1870, M. de K... vient à Plombières; ses digestions toujours lentes entraînent un état de malaise général, que le malade cherche à combattre par tous les moyens possibles; ce qui lui réussit le mieux c'est la pepsine dont il fait usage depuis plusieurs mois, et qui donne un peu plus d'activité aux fonctions de l'estomac et de l'intestin. M. de K... commence sa cure, mais les événements politiques qui surviennent à cette époque l'obligent à écourter sa saison, il prend environ 15 bains et autant de douches; ce traitement très-incomplet lui procure cependant un résultat assez satisfaisant; pendant quatre à cinq mois ses digestions se font sans trop de peine, et il peut se passer complètement de pepsine. A la fin de l'hiver, il est obligé d'y recourir, mais à moindre dose, puis les digestions redeviennent lentes et pénibles, et la constipation, qui avait diminué, reprend son opiniâtreté.

Pendant ce temps, M. de K... a eu, à différentes reprises, des douleurs musculaires dans le dos, les épaules et les reins, et quelques atteintes passagères dans les doigts et les orteils; il semble que la diathèse cherche à se manisfester extérieurement, en même temps que s'amendent les troubles viscéraux.

En 1871, M. de K... revient à Plombières, il fait une saison complète et dans de très-bonnes conditions: les digestions se font assez bien au bout de quelques jours pour qu'il puisse supprimer la pepsine; l'état général s'améliore sensiblement, les forces reviennent, et le moral se ressent promptement de ce changement favorable.

Après un mois de traitement, M. de K... quitte Plomblières et passe un hiver très-supportable: les fonctions digestives continuent à être régulières, mais il a plus souvent que l'année précédente des retours de douleurs dans les muscles et les articulations. Il est vrai qu'ils sont toujours provoqués par des impressions de froid ou d'humidité, et comme il mène une vie plus active il a plus fréquemment l'occasion de s'y exposer.

Cette observation est un exemple d'irrégularité des manifestations arthritiques : pendant plusieurs années, M. de K..., rhumatisant par hérédité, n'a pas eu autre chose que des troubles digestifs; sous leur influence, il maigrit et perd ses forces, son caractère change, il devient névropathique et hypochondriaque. Il semble justifier cette opinion de M. Pidoux, que l'hypochondrie est l'indice d'une diathèse latente, qui cherche sa place.

Sous l'influence d'un traitement peu approprié à sa maladie (eaux de Spa), les troubles digestifs prennent plus d'intensité, la dyspepsie devient habituelle et s'accompagne de crises de gastralgie et d'entéralgie. Dans ces conditions, M. de K... est envoyé à Vichy, dont il ne peut supporter l'eau en boisson; cependant il peut prendre des bains; un déplacement favorable s'opère et les manifestations extérieures de la diathèse se révèlent pour la première fois. Enfin, après le traitement de Plombières, qui convenait au malade à un double titre, nous voyons les troubles viscéraux s'amender et les manifestations rhumatismales externes prendre plus d'importance.

3° NÉVRALGIES RHUMATISMALES.

Les névralgies sont fréquentes chez les rhumatisants, et chaque année, à Plombières, nous avons occasion d'en rencontrer un certain nombre; cependant la plupart des auteurs classiques passent sous silence la part que le rhumatisme prend à leur développement. Les mémoires de Valleix et d'Axenfeld, sur les névralgies et les névroses douloureuses, font à peine mention du rhumatisme dans l'étiologie de ces affections. Mais ce rapport n'a pas échappé aux médecins qui pratiquent auprès des stations thermales, et depuis longtemps ils ont montré que les manifestations névralgiques étaient aussi bien acquises à l'arthritisme que les déterminations articulaires ou musculaires.

Avant d'aller plus loin dans cette étude, nous devons nous poser une première question : La névralgie rhumatismale a-t-elle des caractères spéciaux, propres à dévoiler son origine? A cet égard, la modalité symptomatique ne peut nous fournir aucun signe distinctif, puisqu'elle se résume dans un seul symptôme, la douleur ; mais nous avons d'autres éléments qui nous sont d'un grand secours pour arriver à déterminer la nature d'une névralgie. En effet, si on laisse de côté les névralgies par contusion ou par violence extérieure, celles qui tiennent à une altération organique d'un nerf ou à sa compression par une tumeur de voisinage, on arrive à reconnaître qu'il y a bien peu de névralgies idiopathiques, la plupart ne sont que des manifestations d'une diathèse ou d'une altération du sang. L'anémie et la chlorose comptent parmi leurs symptômes les plus habituels la névralgie, soit externe, soit viscérale ; la syphilis, les intoxications paludéenne et saturnine donnent lieu à des douleurs très-opiniâtres fixées sur le trajet des cordons nerveux. L'herpétisme a une part considérable dans la production des névralgies, et on a souvent signalé l'alternance des dermatoses et des douleurs névralgiques ; le rhumatisme enfin est peut-être, de tous les états diathésiques, celui qui provoque le plus habituellement des manifestations névralgiques.

Etant donnée l'existence d'une névralgie, nous devons donc chercher dans les dispositions constitutionnelles et dans l'état morbide de l'organisme certains caractères propres à déterminer sa nature.

La névralgie rhumatismale n'est pas en général la première manifestation de la diathèse ; souvent elle est précédée de douleurs dans les muscles ou les articulations, et presque toujours ces diverses localisations alternent ou existent simultanément. Cependant une névralgie bien franche peut marquer le début d'un rhumatisme ; dans ce cas, on trouve dans les antécédents héréditaires du malade, et même dans certaines prédispositions, des signes qui mettent sur la voie de la nature arthritique de l'affection. De plus, la cause déterminante la plus habituelle de la névralgie rhumatismale est l'impression du froid ou les variations brusques de température ; et, sans donner ce caractère comme absolu, il est certain qu'il appartient bien plutôt au rhumatisme qu'aux autres diathèses. L'étiologie nous fournit donc, en même temps que les antécédents et les autres phénomènes morbides de l'affection, des signes susceptibles d'en révéler la nature.

Le rhumatisme, dans ses manifestations névralgiques

externes, affecte certains siéges de prédilection qu'il est important de connaître. Il se fixe de préférence sur le nerf sciatique, le trijumeau, le cervico-occipital et le cervico-brachial; les nerfs du tronc sont moins fréquemment atteints.

La névralgie rhumatismale, comme toutes les autres névralgies, présente des douleurs spontanées, sous forme de crises variables dans leur fréquence et leur intensité; si, dans certains cas, elles sont passagères et mobiles, dans d'autres elles se fixent avec une grande opiniâtreté en certains points et déterminent des affections persistantes. Un caractère plus important, et qui paraît appartenir plus spécialement aux névralgies rhumatismales, est le retour intermittent et quelquefois régulièrement périodique des accès : c'est dans ces cas que le sulfate de quinine a une action favorable, en dehors de toute influence paludéenne.

Il nous est impossible, dans les limites de ce travail, de nous étendre sur toutes les considérations auxquelles se prête l'étude des névralgies ; nous avons dû nous borner à indiquer sommairement les particularités que présentent ces affections lorsqu'elles ont pour origine la diathèse arthritique. Il nous reste maintenant à citer quelques-uns des faits les plus intéressants que nous avons rencontrés dans notre pratique de Plombières.

Observation VIII.

Diathèse rhumatismale. — Névropathie. — Gastralgie. — Névralgie persistante de la branche ophthalmique de la cinquième paire.

Mme L..., âgée de 32 ans, a toujours été d'une santé délicate ; sa grand'mère avait une maladie nerveuse et des rhumatismes ; sa mère, qui était goutteuse, est morte d'une affection du foie.

Mme L... n'avait jamais eu que des névralgies passagères et des douleurs vagues dans les muscles et les articulations, lorsqu'il y a neuf ans, une couche difficile, suivie d'hémorrhagies répétées, a déterminé chez elle une anémie profonde. Dans cet état de faiblesse, et sous l'influence bien nette d'un refroidissement, Mme L... a été prise de névralgie sourcilière et temporale droite, avec troubles de la vue, injection de l'œil, larmoiement, etc.; depuis cette époque, les douleurs reviennent assez souvent par accès plus ou moins longs et toujours à la suite d'impressions de froid.

Il y a deux ans, pendant toute la durée d'une grossesse, la névralgie disparut pour se montrer de nouveau, après l'accouchement, dans les points habituels, sourcilier, temporal et sous-orbitaire du côté droit; il s'y joint quelquefois aussi des douleurs dans les muscles postérieurs du cou et du dos, et dans les articulations des poignets, des genoux et des épaules. Ces localisations du rhumatisme alternent avec la névralgie.

Mme L... a en général un appétit régulier et des digestions normales, cependant l'estomac est de temps en temps le siége de douleurs vives, sous forme de crampes, qui reviennent en dehors du travail digestif et durent plusieurs jours de suite; la tête alors est libre, il semble qu'il se fait un déplacement de la névralgie.

L'hiver dernier, Mme L... a eu des crises plus fréquentes et plus pénibles que les années précédentes; elle a dû modifier sa vie habituelle, cesser toute distraction et rester enfermée chez elle, dans un repos absolu. Sa santé générale s'est profondément altérée, elle est pâle, amaigrie et d'une faiblesse inquiétante; c'est dans cet état qu'elle arrive à Plombières le 10 juillet 1872.

La malade, dans la crainte des refroidissements qui provoquent toujours chez elle le retour des douleurs, redoute extrêmement les bains; elle les supporte mal et s'y refroidit facilement. Pour combattre cette disposition, je fais précéder le bain d'une douche chaude sur les membres inférieurs; malgré cette précaution, je suis obligé au bout de quelques jours de les supprimer, ils ne laissent après eux qu'une fatigue extrême, tandis que la douche produit du bien-être et un sentiment de chaleur et de force; je la fais prendre tous les jours, en portant sa durée à dix minutes. Au bout d'une semaine, je prescris, dans le but de déplacer une névralgie aussi ancienne et aussi persistante, une étuve de 15 minutes tous les deux jours. Cette application hydro-thermale est bien supportée; la transpiration, d'abord difficile, s'établit ensuite plus rapidement, et la malade éprouve un soulagement réel. Les étuves, loin d'affaiblir Mme L..., lui donnent du calme, du bien-être, un sommeil régulier et un appétit plus marqué ; elle commence à sortir et à faire des promenades en voiture, puis à pied, et la fatigue n'est plus une occasion de retour des douleurs. L'état général, grâce à ces heureuses modifications, s'améliore rapidement, et à la fin du séjour de Plombières, la névralgie a cédé presque complètement.

L'hiver se passe mieux, les douleurs qui occupent toujours le même siége sont moins intenses et moins persistantes, mais une nouvelle cure est nécessaire pour consolider l'amélioration obtenue dans cette première saison.

Cette observation est remarquable par la fixité et la durée de la localisation. Il a fallu que la disposition névropathique originelle fût exagérée par les accidents puerpéraux pour donner à la diathèse rhumatismale une opiniâtreté qu'elle ne présente pas d'habitude.

A d'autres points de vue, l'observation VIII est encore intéressante; elle nous montre dans les antécédents la névropathie, le rhumatisme et la goutte, produisant par hérédité le rhumatisme névropathique. La diathèse, chez Mme L..., semble avoir emprunté aux ascendants les caractères des deux affections. Cependant, malgré cette prédisposition innée, la maladie est restée à l'état latent jusqu'au jour où l'économie, affaiblie par une cause accidentelle, n'a plus offert de résistance suffisante. Un refroidissement a subitement déterminé l'apparition d'une névralgie, qui s'est fixée sur la branche ophthalmique de la cinquième paire; puis, une fois localisé, le rhumatisme présente peu de déplacements : ce n'est qu'à de rares intervalles qu'on le voit se traduire par des crises de gastralgie ou de douleurs musculaires et articulaires.

Observation IX.

Diathèse rhumatismale. — Névropathie. — Gastralgie. — Migraine. Névralgie cervico-brachiale.

M. P..., âgé de 42 ans, est petit et d'un embonpoint modéré; la décoloration des téguments et des muqueuses indique chez lui un certain degré d'anémie et une nutrition troublée.

Son père et sa mère sont goutteux, et présentent des manifestations arthritiques non douteuses vers les petites articulations, le foie, les reins et l'estomac.

M. P..., d'un tempérament nerveux excessif, a présenté, à différentes reprises, des accidents névropathiques variés ; de tout temps il a eu de violentes migraines, terminées quelquefois par des vomissements et de la diarrhée ; il a souffert aussi de douleurs variables dans leur siége et leur persistance, névralgies brachiales, intercostales, etc., rhumatisme articulaire vague, sans gonflement apparent. Du côté des viscères, il a eu plusieurs fois des crises hépatiques sous forme de coliques, avec développement du foie, vomissements bilieux, mais sans ictère proprement dit ; il y a quinze ans, il a eu une gastralgie très-tenace, enfin du côté de la peau, il a souvent des éruptions érythémateuses et surtout de l'intertrigo.

Ce qui amène M. P... à Plombières le 27 juillet 1873, c'est une localisation du rhumatisme dans le plexus cervico-brachial droit; depuis le mois de décembre, les douleurs reviennent par crises périodiques, principalement la nuit. Elles déterminent dans tout le bras un engourdissement pénible, mêlé d'élancements plus aigus, qui ont pour siége les branches supérieures du plexus brachial, quelquefois aussi les nerfs cervico-occipitaux ou certains rameaux de la cinquième paire. Ces crises alternent avec des migraines et des troubles digestifs dyspepsie flatulente et tympanite abdominale.

Sous l'influence de la médication suivie à Plombières, M. P... éprouve une amélioration rapide de sa dyspepsie, mais il a encore, pendant son séjour, quelques ressentiments de névralgie brachiale. Dans le courant de l'hiver, M. P... est relativement bien, il peut se livrer à un travail assidu et fatigant ; ses digestions se font infiniment mieux, et les crises névralgiques sont rares et peu intenses, mais il a, à deux reprises différentes, des localisations rhumatismales dans les muscles des lombes et de la partie postérieure du cou.

Cette observation est intéressante par la variété des manifestations diathésiques, qui ont toutes un lien commun : la forme névropathique. Nous voyons, chez M. P..., le rhumatisme se traduire par des migraines et ensuite par des névralgies externes et viscérales. Lorsqu'il se porte sur les articulations, il ne détermine ni altération de tissus ni sécrétions séreuses; il s'épuise, pour ainsi dire, dans le phénomène douleur. Ce sont bien là les caractères que nous avons reconnus au rhumatisme névropathique; nous devons y ajouter la mobilité des manifestations, le retour des crises sous l'influence des variations atmosphériques, et la périodicité des accès névralgiques, qui ont aussi une grande valeur au point de vue de la nature de la diathèse.

Observation X.

Diathèse rhumatismale. — Névralgie sciatique et dorsale. — Dermalgie.

Mme A..., âgée de 32 ans, vient à Plombières au commencement de juin 1869. Elle habite en Lorraine un village particulièrement froid et humide; elle a toujours été très-susceptible aux influences atmosphériques, et, dans son enfance, elle a eu fréquemment des douleurs déterminées par le froid. Sa mère, qui est rhumatisante, a des manifestations articulaires et névralgiques.

Il y a dix ans, à la suite d'une couche, Mme A... a eu une première atteinte de névralgie sciatique qui a duré plusieurs mois; depuis elle a ressenti souvent des douleurs passagères, musculaires ou névralgiques. L'année dernière, elle a, au commencement de l'hiver, une sciatique localisée dans la partie postérieure de la cuisse droite; elle en souffre pendant toute la saison froide, et ce n'est qu'au retour du beau temps qu'elle éprouve un peu d'amélioration. L'hiver suivant, au mois d'octobre 1868, Mme A... est prise, dans le côté droit du dos, de douleurs dont le point de départ est au niveau des apophyses transverses des septième et huitième vertèbres dorsales, avec irradiation dans toute la partie postérieure du thorax jusqu'au sommet de l'épaule. Ces douleurs, sourdes et presque continues, sont accompagnées de temps en temps de crises plus aiguës, qui occasionnent une gêne sensible dans les mouvements d'abduction du bras et de flexion du tronc ; bientôt la sciatique reparaît du même côté et ajoute encore aux souffrances de la malade. Mme A... est obligée de passer l'hiver sans sortir, et souvent dans l'immobilité absolue, surtout au moment des crises aiguës qui reviennent périodiquement presque chaque soir. A la fin de l'hiver il se déclare, au niveau des douleurs intercostales, une hyperesthésie de la peau, qui empêche toute espèce de frictions ou de traitement local. Mme A... prend au printemps quelques bains de vapeur, qui diminuent ses souffrances et lui permettent de venir à Plombières.

Le traitement consiste en bains tièdes, en douches chaudes portées sur tout le corps, excepté sur les régions douloureuses, de manière à produire une puissante dérivation; au bout d'une semaine, j'ajoute à ces moyens une étuve tous les deux jours, et la malade trouve un soulagement marqué dans l'association de ces diverses applications hydro-thermales.

La sciatique diminue peu à peu, mais la névralgie intercostale est plus tenace ; ce n'est qu'au bout de quelques semaines qu'elle disparaît complètement. Depuis cette époque, Mme A... va bien, elle a encore, à de rares intervalles, quelques douleurs névralgiques passagères et sans localisation continue.

La sciatique est la névralgie qu'on rencontre le plus fréquemment chez les rhumatisants. Il me serait facile d'en rapporter de nombreux exemples observés à Plombières; mais tous les faits que je pourrais citer n'ajouteraient rien à la description classique que nous connaissons. Les seuls caractères qu'elle emprunte au rhumatisme sont le retour des crises, sous l'influence du froid, et la coïncidence avec d'autres manifestations névropathiques. Les traitements locaux ont peu de prise sur ces douleurs; mais les douches générales et, lorsqu'elles sont applicables, les étuves, produisent un soulagement rapide; elles contribuent d'une manière énergique à exciter les fonctions de la peau et à modifier favorablement la disposition diathésique.

L'observation suivante, à un autre point de vue, présente beaucoup d'intérêt.

Observation XI.

Diathèse rhumatismale. — Dyspepsie. — Pléthore abdominale. Hémorrhoïdes. — Névralgie sciatique.

M. R.... 55 ans, assez coloré de visage, présente en même temps qu'une disposition congestive un tempérament nerveux très-prononcé. Il se livre depuis de longues années à des travaux de cabinet assidus, qui ont déterminé, il y a vingt ans, une dyspepsie, guérie par les Eaux de Plombières; en 1862, il a eu plusieurs attaques de coliques néphrétiques, pour lesquelles il est allé à Vichy. Sa santé, depuis ce temps, n'est pas bonne, ses digestions sont lentes, accompagnées de gaz et de tympanite abdominale; il a de la somnolence et une disposition congestive après le repas; il est, de plus, hémorrhoïdaire et sujet à des flux de sang périodiques.

Il y a cinq ans, à la suite d'une chute dans l'eau, le corps étant en sueur, M. R .. est atteint de douleurs articulaires et musculaires, qui se reproduisent plusieurs fois dans le courant de l'hiver; au printemps elles se transforment en un rhumatisme articulaire aigu, qui dure six semaines. Depuis ce temps les manifestations musculaires et névralgiques deviennent de plus en plus fréquentes, et l'année dernière, M. R... est envoyé à Néris pour une sciatique persistante et très-douloureuse. Les résultats du traitement sont peu sensibles; la sciatique reparaît l'hiver suivant et nécessite un repos presque absolu, la marche est devenue impossible et les plus petits mouvements de la jambe déterminent de vives souffrances.

Au printemps cependant il y a amélioration, et M. R... peut venir à Plombières le 18 juillet 1872; il prend des bains, des douches et des étuves. Après quelques jours de traitement, les douleurs sont assez modérées dans les mouvements pour que la marche devienne possible. Les progrès continuent régulièrement, et l'hiver se passe dans de bonnes conditions sans retour de crises aiguës.

M. R... revient à Plombières le 14 juillet 1873; il n'a plus de sciatique, mais depuis le printemps il a des troubles digestifs constants, perte d'appétit, difficultés de digestion, constipation opiniâtre, teinte subictérique de la peau, et faiblesse générale ; de plus, il est tourmenté par la présence d'hémorrhoïdes volumineuses, qui gênent la défécation et lui occasionnent de vives douleurs. Ces hémorrhoïdes, fluentes autrefois, ont cessé de couler et ont pris un développement considérable; le rectum est rempli de dilatations variqueuses et il existe à l'extérieur de l'anus un bourrelet de la grosseur du poing. Le ventre est ballonné et sensible à la pression, le foie est augmenté de volume, et il semble que tout l'abdomen est le siége d'une congestion anormale.

En présence de cet état nouveau, qui n'est autre que la pléthore abdominale, je fais suivre au malade un traitement plus modéré, composé de bains tièdes prolongés et de douches portées seulement sur les membres inférieurs ; en même temps je cherche à obtenir, au moyen de lavements huileux, des selles régulières, sans provoquer de ténesme anal.

M. R... éprouve peu à peu du soulagement, les fonctions digestives se font mieux, la défécation a souvent lieu sans douleur, et à la fin de la cure, il s'est opéré dans l'hyperémie du foie et le développement des tumeurs hémorrhoïdaires une diminution notable.

Cet état s'améliore encore dans le courant de l'hiver; mais la distension des veines rectales a amené une chute permanente de la muqueuse, qu'on est obligé d'exciser au printemps de 1874.

En 1874, M. R... vient faire une nouvelle saison et je constate que sa santé s'est profondément améliorée depuis l'année dernière.

J'ai rapporté cette observation, quoiqu'elle nous offre un exemple de manifestations rhumatismales étrangères à notre sujet. La disposition névropathique est compliquée, chez M. R..., de tendance congestive; aussi voyons-nous la diathèse revêtir les deux formes que nous avons signalées au début de ce travail. Cependant, dans le cours de la maladie, la disposition congestive s'accuse davantage, et bientôt elle produit des phénomènes morbides, incomplètement étudiés, quoique assez communs chez les rhumatisants : nous voulons parler de ces troubles de la circulation abdominale auxquels on donne le nom de pléthore abdominale. Stahl et son école avaient déjà appelé l'attention sur ce ralentissement de la circulation du sang dans la veine porte, ralentissement produit, suivant lui, par la diminution du motus tonico-vitalis. De nos jours, les relations entre l'arthritisme et les hémorrhoïdes ont été signalées par Cazalis, Moissenet, Bazin et d'autres. La fluxion des veines rectales n'est pas seulement un accident local, elle est l'expression extérieure d'une congestion morbide de tout le système de la veine porte. Ne serait-ce pas à cet état de la circulation abdominale qu'on pourrait attribuer les troubles digestifs, la dyspepsie, l'hyperémie du foie, la constipation ou le catarrhe intestinal, qu'on rencontre si fréquemment chez les rhumatisants?

CHAPITRE II.

Névropathie rhumatismale.

Nous venons de voir, dans le chapitre précédent, le rhumatisme se localiser sur certains points du système nerveux périphérique et donner lieu à des névralgies persistantes. Il n'a pas toujours cette allure : quelquefois il affecte une forme plus générale ; il se dissémine sur tout l'ensemble du système nerveux, en produisant çà et là des manifestations douloureuses et passagères. Dans ces cas, le rhumatisme emprunte cette extrême mobilité, cette diffusion, pour ainsi dire, à une disposition particulière de l'économie, à laquelle on a donné le nom de névropathie, de névrose protéiforme (Cerise), de nervosisme (Bouchut).

Cet état, qui se traduit par une grande impressionnabilité du système nerveux, est souvent héréditaire ; mais il peut aussi s'acquérir sous l'influence des conditions hygiéniques ou morbides au milieu desquelles se développe l'individu. Tout ce qui amoindrit les forces organiques ou entraîne un exercice exagéré de la sensibilité tend à le mettre en jeu. On s'est demandé, avec raison, si l'état névropathique n'était pas une diathèse transformée par l'hérédité. M. Pidoux semble rattacher à l'herpétisme ces névroses multiples, qui se montrent quelquefois si opiniâtres, et auxquelles il propose de donner le nom de névroses organiques. On a fait aussi de la névropathie une diathèse spéciale, la diathèse nerveuse; mais il est difficile de lui assigner des caractères bien définis. Enfin, on peut se demander si cet état n'est pas simplement une exagération du tempérament nerveux sur lequel évoluent les différentes diathèses, latentes ou déterminées, en empruntant à cette disposition de l'organisme une physionomie spéciale. Cette dernière manière de voir me paraît être celle qui est le plus en rapport avec les faits.

Quoi qu'il en soit, nous rencontrons souvent à Plombières des rhumatisants dont les affections ont pour siége les nerfs de la vie organique, et ne sont que des névroses provoquées par la diathèse. Nous voyons, dans ces cas, la névralgie faciale ou sciatique s'associer à la migraine, aux palpitations nerveuses, à l'hystérie, à la névralgie utérine, à la gastralgie, etc., et les déterminations ordinaires du rhumatisme prennent tous les caractères d'une névrose générale. Nous allons en citer quelques exemples.

Observation XII.

Diathèse rhumatismale.—Névropathie générale.— Névralgies diverses. Migraine. — Palpitations nerveuses. — Asthme. — Gastralgie.

Mme S..., âgée de 50 ans, a été presque toute sa vie exposée à des souffrances diverses, cependant son apparence n'indique pas une santé gravement altérée ; elle a conservé un embonpoint suffisant et ses forces ne sont pas trop déprimées. Lorsqu'elle n'a pas de crises, elle peut marcher, et mener une vie ordinaire, mais elle ne supporte pas la fatigue, et elle est obligée de prendre les plus grandes précautions pour éviter le retour de douleurs habituelles. Cette préoccupation constante n'a pas été sans altérer son caractère, elle est devenue triste, anxieuse et par moments elle a de véritables accès de mélancolie.

Mme S... née d'une mère goutteuse et névropathique, a été sujette, dès son enfance, à des accidents nerveux, sous forme de douleurs dans les membres, au niveau des articulations et dans l'épaisseur des muscles ; quelquefois ces douleurs étaient remplacées par des névralgies diverses ou par des crises d'asthme nerveux, sans catarrhe.

Vers l'âge de 15 ans, elle a commencé à avoir des migraines, qui se sont renouvelées presque constamment depuis cette époque, en alternant avec d'autres accidents névropathiques. Plus tard elle a eu de la gastralgie, sous forme de crises plus ou moins prolongées, puis des névralgies intercostales et des palpitations nerveuses, qui lui ont fait craindre l'existence d'une affection du cœur. Mais l'examen de la poitrine, pratiqué à diverses reprises, n'a jamais révélé aucune lésion du cœur, des gros vaisseaux ou du poumon, capable d'expliquer ces crises d'asthme ou de palpitations. Le caractère absolument névropathique de ces diverses affections trouvait sa confirmation non-seulement dans l'absence de toute altération organique mais aussi dans la mobilité particulière des accidents.

Il y a quatre ans, à la suite de fatigues et d'émotions et pendant un séjour dans un pays humide, Mme S... a de nouveau des crises d'asthme, suivies bientôt après de névralgies de la cinquième paire.

Les douleurs occupent toute la tête, et quelquefois se localisent dans le front ou dans les branches de l'occipital; elles sont d'une violence extrême et s'accompagnent d'insomnie, de bourdonnements d'oreilles, de troubles de la vue, etc.

Ces crises se reproduisent sous l'influence de la fatigue, des émotions, du froid et quelquefois sans cause appréciable ; aux douleurs continues se joignent aussi des accès périodiques plus violents qui reviennent surtout le soir. Dans l'intervalle des crises, Mme S... ne souffre pas, mais elle a le sentiment d'une grande fatigue, d'une faiblesse extrême, et préoccupée qu'elle est de voir revenir ses souffrances, elle ne peut goûter un repos complet.

L'hiver dernier, elle a été presque constamment dans cette situation ; ce n'est que depuis le retour du beau temps qu'elle se trouve mieux ; cependant elle conserve encore de la faiblesse, ses digestions toujours difficiles sont quelquefois accompagnées de crampes, de pesanteur et de constipation opiniâtre.

Mme S... vient à Plombières le 6 juillet 1871 pour améliorer son état général et modifier, si c'est possible, cette perversion de la sensibilité; déjà elle avait obtenu, il y a huit ans, d'une saison hydrothermale faite à Plombières un résultat favorable. Elle supporte son traitement sans difficulté, aucun phénomène douloureux n'est réveillé pendant son séjour, et sa santé générale fait de rapides progrès. A la suite de sa cure, Mme S... a pu reprendre sa vie ordinaire, sans être entravée par de trop fréquentes souffrances; j'ai su depuis que l'amélioration obtenue à Plombières persistait.

Cette observation nous offre un exemple d'accidents névropathiques, dont l'origine et les caractères diathésiques ne peuvent être mis en doute. Chez notre malade, les manifestations viscérales se sont toujours présentées avec la même forme nerveuse, douleurs et troubles fonctionnels, sans altération de tissus; mais leurs retours fréquents ont fini par rompre l'équilibre nécessaire aux divers actes de la vie organique et par porter une atteinte profonde à la santé générale. C'est dans les cas de ce genre qu'il est important de relever l'économie pour lui permettre de résister à l'envahissement de la diathèse.

Observation XIII.

Névropathie rhumatismale. — Névralgies externes et viscérales. Irritation spinale.

Mme L..., âgée de 48 ans, est petite, brune, d'un embonpoint modéré ; elle a toutes les apparences de la santé, mais on s'aperçoit de suite au jeu de sa physionomie, à la rapidité de sa parole et à la mobilité de ses idées qu'elle a une disposition nerveuse très-prononcée; c'est là, en effet, le fond de son tempérament. Son père et sa mère étaient goutteux, et son frère, plus âgé, est très-rhumatisant.

Mme L... a toujours été sujette aux migraines et aux douleurs musculaires et névralgiques, en même temps qu'elle était très-impressionnable au froid. Depuis dix ans elle habite la Lorraine, et l'influence de ce climat humide a beaucoup contribué à développer ses douleurs, qui, après avoir occupé différents points, se sont fixées de préférence sur la tête, la nuque et les côtes. Cet état de souffrance, en se répétant, amena peu à peu de l'affaiblissement général, de la difficulté dans la marche, de l'impossibilité de s'occuper de son intérieur et une tendance à la mélancolie. La malade ne sortait plus dans la crainte que le froid ne réveillât ses névralgies et ne déterminât des crises plus pénibles et plus longues. A mesure que la maladie se prolongeait, les phénomènes s'aggravaient, les douleurs devenaient presque permanentes, la névralgie intercostale déterminait de temps en temps des crises de palpitations, qui faisaient supposer à Mme L... qu'elle était atteinte d'une maladie de cœur ; de plus, un point douloureux, fixé au niveau de la dernière vertèbre cervicale, la portait à croire qu'elle avait une affection de la moelle. Cependant un examen approfondi démontra facilement qu'il n'existait aucune maladie organique et que les différents symptômes observés n'étaient que des manifestations névralgiques de la diathèse rhumatismale. On lui prescrivit l'hydrothérapie qui ne réussit pas et augmenta plutôt la situation pénible de la malade.

Pendant l'hiver dernier (1871-72), Mme L... fut très-souffrante ; outre ses douleurs habituelles, elle fut prise de troubles de l'estomac, l'appétit se perdit, les digestions, lentes et pénibles, s'accompagnèrent de pesanteur, d'étouffement, de bouffées de chaleur à la tête, et l'état de Mme L... menaça de devenir inquiétant.

C'est dans ces conditions qu'elle vient à Plombières au mois d'août 1872. Après un repos de quelques jours, elle commence son traitement que je dirige de façon à ne pas révolter une nature aussi éprouvee et aussi excitable. Elle prend quelques bains courts et à température modérée, puis je lui fais essayer la douche chaude, en pomme d'arrosoir, en évitant avec soin de la faire porter sur le siége habituel des douleurs névralgiques. Les douleurs ne tardent pas à diminuer, et les points spinal et intercostal perdent de leur acuité; il semble qu'il se fait une répartition plus régulière de la sensibilité générale. La malade peut faire chaque jour une promenade à pied, au grand air, les fonctions digestives s'accomplissent avec plus de facilité, et l'état général s'améliore sensiblement pendant son séjour à Plombières. Après un mois de traitement, interrompu de temps en temps par un jour de repos, Mme L... quitte Plombières dans de bonnes conditions. Elle passe un hiver excellent; les douleurs, qu'elle ressent à de rares intervalles, sont moins intenses et moins durables que l'année précédente ; elle peut sortir, s'occuper et se distraire, sans craindre d'aggraver ses souffrances, et le moral n'est plus attristé par des préoccupations incessantes. Au printemps, elle a quelques atteintes de douleurs, mais elles sont passagères, ambulantes et n'ont plus le caractère de fixité des précédentes.

Au mois de juillet 1873, Mme L... vient faire une seconde saison, pendant laquelle elle peut supporter avec plus de facilité les différentes applications hydrothermales, bains, douches, etc. ; ce traitement réussit à merveille, Mme L... passe un excellent hiver et depuis cette époque l'amélioration obtenue ne s'est pas démentie.

DE L'IRRITATION SPINALE.

Cette observation présente, comme la précédente, un tableau complet de la névropathie rhumatismale; mais, parmi les divers accidents de la maladie, nous devons signaler l'existence des douleurs rachidiennes. On a fait de cette localisation une affection spéciale, à laquelle on a donné le nom d'irritation spinale, et de nombreux travaux lui ont été consacrés en Angleterre et en Allemagne; en France, elle a été surtout étudiée par Cruveilhier, Ollivier d'Angers et Valleix. Elle a été considérée tour à tour comme une myélite, une méningite, une congestion et une névralgie; on en a fait le point de départ d'une foule de phénomènes plus ou moins éloignés. Nous croyons qu'il y a là confusion : l'irritation spinale existe en effet, mais elle ne constitue pas une affection spéciale, elle n'est qu'une manifestation d'une maladie constitutionnelle ; tous les accidents qu'on a rattachés à cet élément morbide ne sont que des symptômes d'irradiation ou des phénomènes sympathiques de la souffrance rachidienne. Il y a plus d'une analogie entre l'irritation spinale et la migraine, que nous allons retrouver comme manifestation de la diathèse arthritique.

Parmi les manifestations névropathiques de l'arthritisme, il y en a quelques-unes qui méritent une mention spéciale; nous voyons souvent la migraine, les palpitations nerveuses et la dermalgie accompagner les névralgies externes. Nous allons dire quelques mots de chacune de ces affections.

DE LA MIGRAINE.

La migraine est très-fréquente chez les rhumatisants, nous l'avons rencontrée dans la plupart des observations que nous avons citées. Elle est rarement isolée de tout autre symptôme névropathique, quelquefois cependant elle apparaît comme première expression rhumatismale chez les jeunes filles, au moment de la puberté; mais elle ne tarde pas à être suivie d'autres troubles nerveux avec lesquels elle alterne.

Lorsque la migraine est la seule manifestation diathésique, il est important de ne pas méconnaître son origine pour lui appliquer un traitement efficace. Nous avons vu un certain nombre de rhumatisants migraineux trouver dans l'usage des eaux de Plombières une amélioration réelle à leurs souffrances; c'est ce qui nous a engagé à appeler l'attention sur ces faits.

La migraine arthritique a-t-elle des caractères particuliers? Voici ceux que Trousseau lui assigne : « La migraine arthritique est périodique, précédée de malaises, accompagnée de vomissements, qui, avec la douleur de tête, la caractérisent; elle ne dure généralement que quelques heures. Elle alterne avec d'autres manifestations arthritiques, et souvent elle est la seule expression de la prédisposition héréditaire. »

La migraine chez les rhumatisants, en effet, est quelquefois d'une violence extrême, elle se reproduit par crises très-douloureuses, mais d'une durée assez courte; elle affecte souvent dans ses retours une périodicité nettement accusée. Mais ce sont surtout les antécédents héréditaires, les affections concomitantes et les causes habituelles des accès, qui fournissent les signes de son origine : la migraine arthritique est le plus souvent occasionnée par l'impression du froid ou des variations atmosphériques ; chez certains rhumatisants elle se montre pendant la saison chaude, pour être remplacée, l'hiver, par des manifestations articulaires ou musculaires. Quelquefois elle alterne avec des troubles digestifs, dyspepsie et gastralgie, ou avec d'autres manifestations névropathiques, asthme, palpitations, névralgies, etc.

Dans les observations de diathèse arthritique que nous avons rapportées, nous avons eu souvent l'occasion de rencontrer la migraine; nous la voyons, dans l'observation 9, précéder, pendant un certain temps, des névralgies périphériques; dans les observations 12 et 13, elle alterne avec d'autres manifestations diathésiques; quelquefois elle prend sur les autres affections une prédominance marquée, comme dans l'observation suivante :

Observation XIV.

Diathèse rhumatismale. — Névropathie. — Manifestations névralgiques et articulaires. — Crises de migraine.

Mme B..., âgée de 30 ans, pâle et maigre, porte sur sa physionomie les indices de souffrances habituelles. Son père, très-rhumatisant, avait des névralgies rebelles et surtout de la sciatique, mais il n'a jamais présenté d'accidents de goutte articulaire.

Mme B..., bien portante jusqu'à l'âge de 15 ans, eut à cette époque des troubles de la menstruation sous l'influence de frayeurs et de refroidissements ; aux symptômes ordinaires de la chlorose vint se joindre tout un ensemble de désordres nerveux, migraines fréquentes, névralgies erratiques, gastralgie, etc. Pendant cinq ans elle fit de nombreux traitements et s'adressa sans succès à l'hydrothérapie, aux eaux d'Aix, de Saint-Gervais et d'Evian ; une saison de Néris cependant lui fut plus favorable.

Mme B..., mariée depuis neuf ans, n'a jamais eu de grossesse, et depuis son mariage, tout en ayant une santé générale meilleure, elle continue à souffrir de migraines fréquentes ou de névralgies diverses ; elle a aussi, lorsque le temps est froid et humide, des douleurs dans les membres et surtout dans les articulations des mains et des pieds.

Mme B... arrive à Plombières le 14 juillet 1872. Depuis l'année dernière, des retours plus rapprochés de migraine à forme périodique exercent une influence fâcheuse sur les fonctions de son estomac. Ces crises ont en général une physionomie uniforme : le matin, Mme B... ne souffre pas, elle éprouve seulement de la fatigue et de l'anéantissement, elle peut manger quelques aliments légers, mais elle est obligée de passer sa journée dans un repos absolu, sous peine de malaises plus grands. Le dîner, très-peu copieux, est suivi de quelques heures d'un bien-être relatif, mais vers dix heures du soir, la migraine arrive subitement et se localise dans l'une ou l'autre tempe ; elle s'accompagne de douleurs indéterminées, de frissons, de crampes dans les jambes, de nausées, etc. Le sommeil est agité, peu réparateur, et la nuit se passe dans cet état de souffrances ; au réveil la bouche est amère et les troubles de la digestion s'annoncent par des renvois acides, des nausées et un malaise général, mais la douleur de la tempe n'existe plus. Ces crises plus ou moins violentes durent en général quelques jours; elles débutent d'une manière brusque et finissent de même. Il paraît difficile d'attribuer ces troubles nerveux à un état morbide de l'estomac, puisque dans l'intervalle des accès ses fonctions se font à peu près régulièrement ; il est plus naturel de les rattacher à l'existence d'une migraine arthritique avec phénomènes sympathiques vers l'estomac. Ce qui tend à démontrer la nature rhumatismale des accidents, c'est leur alternance avec des douleurs névralgiques et articulaires et leur retour sous l'influence du froid ou des variations atmosphériques ; il faut tenir compte aussi des antécédents arthritiques constatés chez le père de Mme B...

Le traitement a été supporté sans aucune espèce d'intolérance ; la santé générale a été sensiblement améliorée, et pendant les mois qui ont suivi, les migraines ont été plus rares et moins persistantes.

DU VERTIGE.

Après la migraine, nous devons dire quelques mots d'un autre phénomène encéphalique, le vertige, qu'il est assez commun de rencontrer dans l'arthritisme. Il y a longtemps qu'il a été signalé chez les goutteux, surtout chez ceux qui ont de la dyspepsie ; on en a même fait une variété particulière, connue sous le nom de vertige stomacal. Mais, en dehors de troubles digestifs accusés, on voit quelquefois le vertige accompagner d'autres accidents nerveux, et constituer une manifestation de la diathèse rhumatismale. Nous avons eu occasion de l'observer chez quelques-uns de nos malades (obs. 15 et 22). Il n'est jamais isolé, mais il présente quelquefois une prédominance marquée pendant un certain temps; il revient en général par crises et sans cause appréciable.

Ce symptôme n'a par lui-même aucune gravité, mais il préoccupe beaucoup les malades et ne laisse pas que d'être extrêmement pénible lorsqu'il se répète souvent.

DES PALPITATIONS NERVEUSES.

Chez un certain nombre de rhumatisants, le cœur est le siége de manifestations diathésiques; nous ne voulons pas parler ici des lésions des membranes externe et interne du cœur, qui surviennent dans le cours du rhumatisme articulaire aigu, mais seulement des troubles fonctionnels du muscle cardiaque, sans altération de tissus. Les manifestations que nous signalons affectent la forme d'une névrose et se traduisent uniquement par des palpitations; nous avons déjà eu occasion de les observer conjointement avec d'autres accidents névropathiques (obs. 1, 2, 12 et 13).

Les palpitations nerveuses, appelées par Laënnec névralgie du cœur, s'annoncent quelquefois par de fortes impulsions, sensibles à la main et à l'oreille, avec exagération d'intensité des bruits normaux. Le malade éprouve une sensation de pesanteur et de constriction de la paroi thoracique, rarement une douleur vive et persistante, excepté lorsqu'il existe en même temps de la névralgie intercostale. Dans certains cas, le nombre des battements est seulement augmenté, et il n'y a pas toujours un rapport exact entre cet accroissement d'énergie et les sensations éprouvées par le malade. Les mouvements du cœur conservent quelquefois leur rhythme habituel, mais il est plus fréquent de trouver l'irrégularité et surtout l'intermittence parmi les caractères les plus saillants des palpitations nerveuses. Pendant un accès de palpitations on peut observer toute espèce de variations dans la fréquence, la durée et la force des contractions cardiaques; c'est souvent une véritable incohérence, qui a reçu le nom de chorée du cœur. Le pouls est en même temps petit et serré, ou raide et vibrant; il peut être accéléré ou présenter de véritables intermittences répondant aux arrêts momentanés des battements cardiaques.

Les palpitations nerveuses reviennent par crises plus ou moins longues; elles succèdent sans cause appréciable à d'autres troubles nerveux, tels que névralgie faciale, gastralgie, douleurs musculaires, etc.; pendant la durée d'une crise, il n'est pas rare de les voir se reproduire périodiquement.

Le caractère distinctif des palpitations nerveuses d'origine rhumatismale est de ne s'accompagner d'aucun signe de lésion organique du cœur ou des gros vaisseaux, et de disparaître sans laisser de trace.

Observation XV.

Diathèse rhumatismale. — Manifestations musculaires, articulaires et nerveuses. — Gastralgie et vertige stomacal. — Crises de palpitations nerveuses.

M. D..., âgé de 36 ans, blond, assez coloré de visage, et d'un embonpoint modéré, est né d'un père goutteux ; depuis son enfance, il habite, en Bretagne, une contrée humide et froide. Malgré des excès de tous genres, sa santé a été excellente jusqu'à l'âge de 26 ans; à cette époque il a eu une première atteinte de rhumatisme musculaire et articulaire, caractérisé par de la douleur et de la difficulté des mouvements, sans épanchement et sans phénomènes généraux aigus. A partir de ce moment, devenu très-impressionnable au froid et aux influences extérieures, il a dû cesser toute espèce d'excès et se soumettre à une meilleure hygiène; après différentes cures d'eaux thermales destinées à modifier cette disposition envahissante du rhumatisme, il s'est décidé à passer les hivers dans les pays chauds. Grâce à ces moyens, M. D... a pu pendant quelques années se soustraire aux retours trop fréquents de ses douleurs, et sa santé générale s'est améliorée.

L'hiver dernier, pensant qu'il pouvait de nouveau affronter les variations atmosphériques de son pays natal, il est resté en Bretagne.

Au mois de janvier, à la suite de refroidissement, il a été pris de douleurs dans les membres, dans les muscles de la poitrine, et de névralgies erratiques; il eut même une crise de rhumatisme diaphragmatique. Ces diverses manifestations le tinrent pendant plusieurs semaines dans un état de malaise très-grand. Son estomac, qui jusqu'alors n'avait présenté aucun trouble fonctionnel, commença à être sérieusement atteint, l'appétit se perdit, les digestions devinrent difficiles et s'accompagnèrent de phénomènes insolites;

après les repas, M. D... avait des pesanteurs, du ballonnement, de l'oppression, avec de l'assoupissement, des troubles de la vue, une sensation de vertige et de nausées, lorsqu'il voulait se mouvoir. Ces symptômes de vertige stomacal n'existaient d'abord que pendant le travail de la digestion, ils se produisirent aussi à jeun, et alternèrent quelquefois avec de véritables crises de gastralgie.

Il fit un voyage au printemps, et peu à peu les fonctions de l'estomac se rétablirent; mais il eut de nouveau des douleurs musculaires dans les membres et dans la poitrine, et il fut pris de véritables crises de palpitations nerveuses. Jusqu'alors M. D... n'avait eu de palpitations qu'à de rares intervalles, lorsqu'il souffrait de douleurs intercostales, il commença à les ressentir d'une manière régulière toutes les fois qu'il s'exposait au froid, qu'il faisait une marche un peu rapide ou qu'il éprouvait la moindre fatigue; quelquefois, la nuit, il était réveillé par de l'angoisse précordiale et des battements de cœur, et son sommeil était interrompu jusqu'à la fin de la crise. Ces palpitations s'accompagnaient de malaise, de bouffées de chaleur vers la tête, d'étourdissements, et nécessitaient le repos absolu. Pendant deux mois elles revinrent fréquemment en même temps que des douleurs vagues dans les muscles des membres, et des fourmillements dans les pieds et les mains. M. D... se crut atteint d'une affection du cœur, malgré les assurances de son médecin, qui, ne constatant aucun signe d'affection organique, attribuait ces accidents à l'influence de la diathèse rhumatismale. En effet, les crises s'éloignèrent peu à peu, puis finirent par disparaître, et quand M. D... vint à Plombières le 8 août 1873, il était beaucoup mieux; il se plaignait surtout d'une grande impressionnabilité, qui ne lui permettait pas de s'exposer au moindre courant d'air sans être pris de malaise et de douleurs musculaires ou névralgiques. Il était encore sujet à du vertige stomacal et à des troubles dyspeptiques lorsqu'il faisait un excès de nourriture ou que la digestion était troublée par un accident quelconque; quant aux palpitations, elles étaient devenues très-rares et tout à fait passagères.

L'examen du cœur ne révélait aucun signe de lésion organique; il n'y avait ni hypertrophie ni impulsion exagérée, et les bruits étaient parfaitement réguliers et normaux.

M. D..., toujours préoccupé de la crainte de s'exposer à un refroidissement, fit son traitement assez irrégulièrement; cependant il prit 15 bains et autant de douches Tivoli, et chaque jour un verre d'eau des Dames. A son départ, les fonctions de l'estomac se faisaient à peu près convenablement, il n'avait ni douleurs ni palpitations, et il avait trouvé un peu plus de confiance dans sa force de résistance aux agents extérieurs.

Cette observation nous offre un exemple des manifestations ordinaires de la diathèse rhumatismale, douleurs musculaires, articulaires et névralgiques, avec localisation sur l'estomac, gastralgie et vertige stomacal; mais elle est surtout intéressante, par les phénomènes cardiaques qui, pendant une certaine période, vinrent se substituer aux autres accidents. Ces crises de palpitations appartenaient sans aucun doute à l'évolution du rhumatisme; leurs caractères bien définis, leur apparition et leur disparition brusques indiquaient suffisamment leur origine.

Parmi les affections névropathiques qui ont pour siége les organes contenus dans la cavité thoracique, quelques-unes ont été rapportées à la diathèse arthitique. Si cette origine n'est pas démontrée pour l'angine de poitrine, il n'en est pas de même de l'asthme, que nous avons eu l'occasion de signaler dans quelques-unes de nos observations.

Nous n'avons pas à nous étendre sur cette affection, qui ne peut trouver dans le traitement hydro-thermal de Plombières, aucune modification favorable. L'asthme et ses complications bronchiques ou pulmonaires réclament l'emploi d'eaux spéciales : Cauterets, Saint-Honoré, Ems, le Mont-Dore, etc., paraissent convenir particulièrement à ces manifestations diathésiques.

DE LA DERMALGIE.

La dermalgie ou hyperesthésie cutanée est une forme assez commune de la névralgie rhumatismale; toujours elle coïncide ou alterne avec d'autres manifestations musculaires ou névralgiques. M. Beau a publié en 1841, dans les *Archives de médecine*, un mémoire important sur cette affection. La dermalgie siége de préférence aux membres et à la tête plutôt qu'au tronc (observation 10); quelquefois elle occupe des points symétriques de chaque côté du corps (observations 16 et 17). Elle est en général assez limitée dans son étendue, et elle n'affecte point de rapports directs avec le trajet des principaux troncs nerveux.

La partie de la peau, siége de la dermalgie, devient très-sensible, non pas à la pression, mais au frottement exercé par les vêtements ou par le doigt; le frôlement le plus léger, le tiraillement des poils sont extrêmement désagréables. En dehors de cette douleur provoquée, il y a une douleur spontanée qui ressemble à une étincelle électrique ou à des piqûres d'épingles et qui revient de temps en temps, surtout la nuit.

La dermalgie est une affection gênante plutôt que douloureuse; elle peut rendre quelquefois les mouvements et la marche pénibles par l'agacement qu'elle détermine. En général, les malades ne réclament pas de traitement contre cette affection isolée, mais sa coïncidence avec d'autres accidents rhumatismaux fait qu'on l'observe assez souvent dans les stations thermales fréquentées par les rhumatisants.

Nous allons en rapporter deux faits :

Observation XVI.

Rhumatisme névropathique. — Manifestations musculaires et névralgiques. — Dermalgie.

M. de W..., âgé de 55 ans, assez fortement musclé, est d'une bonne santé apparente, quoique d'un tempérament nerveux excessif. Il n'a jamais fait de maladie grave, mais il a eu des atteintes fréquentes de rhumatisme musculaire et névralgique.

Depuis quatre à cinq ans, sous l'influence du froid humide et des changements de temps, il éprouve des picotements, des agacements à la partie antérieure des cuisses et des bras. Cette exagération de la sensibilité est superficielle, elle n'affecte que la peau; le plus léger frôlement, le passage du doigt, la traction des poils, le frottement des vêtements l'augmente, tandis qu'une pression plus énergique la diminue. Nous trouvons là tous les caractères d'une dermalgie symétrique localisée sur les membres supérieurs et inférieurs; elle est pour le malade une cause d'ennui, de gêne et d'irritabilité, lorsqu'elle persiste pendant un certain temps. M. de W..., préoccupé de ses phénomènes insolites, a cru plusieurs fois qu'il avait une affection de la moelle. Mais il était difficile de méconnaître la nature de cette dermalgie isolée de tout autre phénomène grave; de plus, sa disparition subite, son retour sous l'influence des variations atmosphériques et sa coïncidence avec des douleurs musculaires et névralgiques à siége variable, ne pouvaient laisser aucun doute à cet égard.

La santé générale du malade est excellente; les fonctions de l'estomac et de l'intestin s'accomplissent régulièrement, mais M. de W... est de temps en temps sujet à un flux hémorrhoïdal modéré.

Je lui prescris, à son arrivée à Plombières, le 3 juillet 1872, des bains tièdes, suivis de douches Tivoli et de frictions générales; je recommande de ne pas faire porter la douche et la friction sur la partie antérieure des bras et des cuisses, siége de la dermalgie. Sous l'action de ces moyens, il se fait une répartition plus régulière de la sensibilité cutanée et peu à peu la dermalgie disparaît.

A son retour à Paris, dans le courant de l'hiver, l'amélioration persiste; les manifestations du rhumatisme sont presque nulles et l'hyperesthésie cutanée ne se reproduit qu'à de rares intervalles et d'une manière tout à fait passagère.

J'ai cité cette observation comme exemple de dermalgie chez un malade névropathique; elle est surtout remarquable par la localisation aux membres supérieurs et inférieurs de l'hyperesthésie cutanée, et par sa forme symétrique.

Observation XVII.

Rhumatisme névropathique. — Manifestations musculaires et névralgiques. — Dermalgie.

M. de L..., âgé de 55 ans, est grand et maigre; on voit à son aspect général qu'il est doué d'un tempérament nerveux porté à un haut degré; sa parole, ses gestes, sa démarche sont saccadés par nature et non par disposition maladive.

On trouve la goutte et le rhumatisme dans ses antécédents de famille; pour lui, quoiqu'il n'ait jamais fait de maladie grave, sa santé a toujours été délicate. Il était sujet aux rhumes et à certaines indispositions sous l'influence du froid; il avait souvent des douleurs dans les muscles des jambes, des bras ou dans les nerfs sciatiques, cependant ces atteintes de rhumatisme ne l'ont jamais obligé à garder le lit.

Depuis trois ans, M. de L... souffre d'une douleur localisée à la partie antérieure des deux cuisses, depuis le genou jusqu'à 5 ou 6 centimètres au-dessous du pli de l'aine. Tout à fait superficielle, cette douleur ressemble à une cuisson ou à une brûlure; le toucher, un frottement léger l'exaspère, la pression au contraire la calme; elle ne s'accompagne pas de gonflement, ni d'aucun changement dans la coloration de la peau. A peu près aussi marquée des deux côtés, elle n'existe qu'à la partie antérieure de la cuisse; en arrière et sur les parties latérales on ne la retrouve pas. Les muscles ne sont pas atteints, on peut les presser et les faire contracter sans déterminer aucune souffrance. Il s'agit évidemment d'une douleur siégeant dans l'épaisseur de la peau, d'une dermalgie. Cette douleur n'est pas constante, elle disparaît de temps en temps, pour revenir sous l'influence de la fatigue, de la marche ou des variations atmosphériques. Avec cette hyperesthésie de la peau, le malade a souvent des crampes dans les jambes, dans les cuisses, dans les bras, ou des contractions involontaires des muscles de la face.

Depuis que cette localisation cutanée existe, le malade a remarqué qu'il s'enrhumait beaucoup moins souvent et que sa santé était plus régulière. Le tube digestif ne présente aucun désordre, et la gêne seule que cause cette singulière manifestation rhumatismale amène le malade à Plombières le 17 juillet 1872.

Je lui fais prendre des bains tièdes, assez prolongés, dans le but de calmer le système nerveux et d'obtenir une répartition plus régulière de l'innervation ; au bout de quelques jours, je fais suivre le bain d'une douche Tivoli, portée sur tout le corps, excepté sur la partie antérieure des cuisses, de manière à produire une révulsion favorable au déplacement de l'hyperesthésie cutanée. Ce traitement produit une amélioration rapide, la sensibilité disparaît pendant plusieurs heures après le bain ; à la fin de son séjour, elle existe à peine. Dans les mois qui suivent elle ne se montre qu'à de rares intervalles, en même temps que les autres manifestations rhumatismales sont très-atténuées. Le résultat obtenu est des plus satisfaisants.

J'ai tenu à publier cette observation, à cause de la netteté des phénomènes morbides; l'affection névralgique se trouve, chez M. de L..., isolée de tout autre symptôme qui puisse en obscurcir la nature. Quant à son origine rhumatismale, elle ne peut être mise en doute, si on la rapproche des antécédents du malade, de sa disposition névropathique et des manifestations musculaires et nerveuses qu'il a présentées antérieurement.

CHAPITRE III.

Manifestations de la diathèse rhumatismale sur le tube digestif.

Les manifestations viscérales du rhumatisme sont connues depuis longtemps; les anciens observateurs, si habiles à saisir le côté clinique de toutes les grandes questions, n'avaient pas manqué de signaler l'influence que peut exercer le rhumatisme sur les principaux appareils de l'économie. Sydenham est le premier qui ait parlé du rhumatisme interne; après lui Boerhaave et Van Swieten ont longuement insisté sur le rhumatisme des viscères. Cependant, ce n'est que dans les temps modernes, que des connaissances plus précises et une critique plus sévère ont permis de faire plus exactement la part de la diathèse dans l'évolution de certaines affections viscérales. MM. Pidoux, Bazin, Gueneau de Mussy, dans leurs livres et leur enseignement, ont montré tout ce qu'avait de pratique l'étude des maladies constitutionnelles et la connaissance de leurs manifestations; les médecins qui exercent auprès des stations thermales ont aussi contribué par leurs observations multipliées à éclairer cette partie si intéressante de la pathologie.

Nous avons vu, au commencement de ce travail, que

certaines eaux minérales avaient, au point de vue thérapeutique, une spécialisation d'action consacrée par l'expérience. A cet égard, les eaux de Plombières peuvent revendiquer à juste titre le traitement des affections du tube digestif; déjà, avec plusieurs de nos confrères de Plombières, nous avons montré leur efficacité dans la gastralgie, la dyspepsie, l'entéralgie, la diarrhée et la dysentérie chroniques, la constipation, etc.; aujourd'hui nous voulons seulement nous occuper des manifestations qui appartiennent à la diathèse arthritique.

Le rhumatisme névropathique, lorsqu'il se porte sur les organes digestifs, détermine habituellement des affections nerveuses, caractérisées par de la douleur et des troubles fonctionnels, sans altération de tissus; les principales de ces formes, la gastralgie et l'entéralgie, méritent surtout de fixer notre attention. Nous avons rappelé, à propos de l'hérédité de la diathèse, qu'il était impossible de séparer la goutte du rhumatisme; mais, si ces deux affections se confondent par une origine commune, elles ne présentent pas moins, dans leur évolution régulière, des formes spéciales et des localisations distinctes qui servent d'arguments sérieux aux partisans de la séparation. Dans les manifestations de l'arthritisme sur les organes digestifs, il est remarquable de voir la goutte donner lieu plus fréquemment à des affections de l'estomac, tandis que le rhumatisme se porte de préférence sur l'intestin; je m'empresse d'ajouter que cette distinction n'a rien d'absolu, cependant il est utile d'en tenir compte au point de vue du pronostic et du traitement.

La gastralgie rhumatismale est essentiellement constituée par la douleur dont l'acuité, et souvent la disparition brusque, forment les caractères principaux.

Elle se présente sous forme de crises, séparées par des intervalles de calme plus ou moins prolongés; chaque crise se compose d'un certain nombre d'accès qui sont quelquefois périodiques, et reviennent chaque jour à des heures régulières. Certains malades souffrent à jeun, d'autres après avoir mangé; le plus souvent, l'ingestion des aliments calme la douleur, mais d'une manière toute passagère, d'autres fois elle la réveille ou l'exaspère.

La douleur siége au creux de l'estomac, avec des irradiations dans les flancs, dans les côtes et dans le dos; chez beaucoup de gastralgiques, il existe un point douloureux, appelé point spinal, situé en arrière, au niveau des quatrième ou cinquième vertèbres dorsales.

Les troubles fonctionnels qui accompagnent la gastralgie rhumatismale sont quelquefois peu marqués; il n'est pas rare de voir, avec des douleurs vives, l'appétit persister, et l'estomac accepter et digérer toute espèce d'aliments. Le plus souvent, cependant, la digestion est pénible et lente, elle s'accompagne de pesanteur, de malaises, de bâillements, quelquefois de vertige et de palpitations. D'autres fois il se fait, dans l'estomac, sous l'influence de la perturbation nerveuse, des sécrétions acides qui sont rejetées sous forme de pituites; dans certains cas, ce sont des vomissements de mucosités ou de bile qui reviennent le matin à jeun; les vomissements d'aliments sont plus rares.

Au moment d'une crise de gastralgie, dans la forme appelée crampes d'estomac, on peut constater une rétraction de la région épigastrique et un aplatissement de l'abdomen ; quelquefois même on peut apprécier avec la main la contraction convulsive des parois de l'organe. Il est plus fréquent cependant d'observer de la tympanite ; c'est surtout dans le grand cul-de-sac de l'estomac que l'accumulation des gaz se fait. On a donné la distension de cette partie de l'estomac comme un signe pathognomonique de la dyspepsie arthritique ; mais on peut la rencontrer aussi toutes les fois que la digestion s'accompagne de flatulence.

Il est inutile d'ajouter que, dans la gastralgie, qui est une affection purement nerveuse, on ne trouve aucune trace de tumeur ni d'altération des parois de l'estomac.

Nous allons résumer quelques observations de gastralgie rhumatismale, et nous signalerons, chemin faisant, les particularités qu'elles présentent.

Observation XVIII.

Diathèse rhumatismale. — Névropathie. — Névralgie temporale. Gastralgie.

M. P..., âgé de 26 ans, grand, maigre, d'une santé délicate, est d'une famille d'arthritiques : son grand-père paternel était très-goutteux, son oncle a du rhumatisme chronique et des coliques néphrétiques, son père n'a aucun accident diathésique, mais sa mère est rhumatisante névropathique.

M. P... qui n'avait eu jusqu'alors que des douleurs erratiques et des migraines sous l'influence de la fatigue ou du froid, a été pris subitement, au mois de janvier dernier, d'une névralgie faciale droite avec points douloureux temporal, sourcilier et sous-orbitaire. La douleur extrêmement vive se présente par crises, qui durent quelques jours et disparaissent subitement pour revenir quelque temps après ; chaque crise se compose d'accès périodiques quotidiens qui commencent généralement le soir, et se prolongent pendant une partie de la nuit; dans la journée le malade ne conserve qu'un peu de sensibilité, de la fatigue et un malaise général.

Cette névralgie fut d'abord attribuée à une dent malade; l'extraction n'amena aucun changement, et parmi les divers moyens employés, le sulfate de quinine seul eut une action favorable sur l'intensité des douleurs.

Vers le commencement du mois de mars, sans cause connue, la névralgie faciale fut remplacée par une gastralgie, avec douleur extrêmement vive au creux de l'estomac et dans le dos, au point d'élection; la sensation qu'éprouve le malade au moment de la crise est celle d'une crampe ou d'une constriction violente des parois de l'estomac. Il n'y a pas de troubles fonctionnels marqués, la nature des aliments, la vacuité de l'estomac ou le travail de la digestion n'ont aucune influence sur le retour des accès douloureux.

Au bout de quelques semaines, la névralgie faciale reparaît pour faire place de nouveau à la gastralgie. M. P... passe les mois d'avril et de mai à souffrir alternativement de la tête ou de l'estomac; au mois de juin, les crises deviennent irrégulières, les douleurs sont moins vives et moins fréquentes, mais la santé générale du malade ne laisse pas que d'être sérieusement altérée par ces souffrances successives.

M. P... vient à Plombières le 22 juin 1873; son traitement consiste en bains et en douches chaudes, il boit par jour deux demi-verres d'eaux des Dames. Sous l'influence de la médication sédative, l'appétit se réveille, les digestions se font régulièrement et sans aucune douleur. Pendant son séjour à Plombières le malade éprouve, à la suite d'une impression de froid, une crise de névralgie faciale qui dure quelques heures et disparaît complètement.

La santé générale de M. P... ne tarde pas à se rétablir, il n'a plus aucun ressentiment durable de névralgie ou de gastralgie, et depuis dix-huit mois la guérison ne s'est pas démentie.

Cette observation est un exemple remarquable d'alternance des manifestations rhumatismales, qui se montrent dans toute leur simplicité et sous la même forme névralgique. La nature arthritique de l'affection de l'estomac se trouve confirmée non-seulement par les antécédents héréditaires, mais aussi par l'existence d'accidents identiques observés chez la sœur du malade, et dont nous allons résumer l'histoire.

Observation XIX.

Diathèse rhumatismale. — Névropathie. — Névralgies diverses. Gastralgie.

Mme B..., âgée de 28 ans, présente avec son frère une ressemblance frappante sous le rapport du tempérament et de la constitution. Vers l'âge de 16 ans elle eut des phénomènes de chlorose, puis une gastralgie rebelle, des migraines fréquentes et des douleurs névralgiques et articulaires; elle fit alors deux saisons de Plombières qui amenèrent les modifications les plus heureuses dans sa santé. Au moment de son mariage, elle était assez bien portante; mais à la suite de trois grossesses, dont la dernière date de deux ans, elle fut très-fatiguée, et les douleurs névralgiques reparurent à différentes reprises.

Il y a un an, pendant l'été, plusieurs crises de gastralgie survinrent subitement, avec douleurs atroces dans l'estomac et l'hypochondre droit, nausées, vomissements et tous les symptômes de la colique hépatique, sans ictère. Ces crampes revenaient irrégulièrement, le jour ou la nuit, à jeun ou après les repas, sans que la nature des aliments ou d'autres causes eussent une influence quelconque sur leur intensité ou leur retour.

Après ces crises, Mme B... eut cet hiver alternativement des névralgies erratiques, des douleurs musculaires, des coliques utérines et de la gastralgie sans vomissements.

Mme B... arrive à Plombières le 28 juin 1873; elle suit le traitement qui précédemment lui avait réussi, c'est-à-dire des bains et des douches chaudes, mais elle ne peut supporter la boisson. Pendant son séjour, elle eut quelques crises légères de gastralgie et de névralgie faciale; mais elle se remit assez bien pour passer l'automne et l'hiver dans de bonnes conditions.

Au printemps, à la suite d'une fausse couche accompagnée de pertes abondantes, Mme B... eut de nouveau quelques accidents névropathiques, qui cédèrent à un second traitement hydro-thermal fait en 1874.

Cette observation est un exemple de la ténacité qu'acquièrent les accidents diathésiques lorsque le rhumatisme envahit un organisme débilité. Dans ces conditions, en effet, les manifestations se multiplient et amènent des désordres sérieux dans la santé générale. Nous devons signaler aussi les caractères particuliers qu'ont eus chez Mme B... certaines crises de gastralgie, accompagnées de douleurs dans l'hypochondre droit et de vomissements bilieux sans ictère; il semble que le foie participe, dans ces cas, aux troubles dont l'estomac est le siége.

Les relations intimes des nerfs du foie et de l'estomac permettent de comprendre qu'une même influence morbide puisse se faire sentir sur les deux organes à la fois. Trousseau, dans sa Clinique, a signalé ce fait, et nous avons rencontré un certain nombre de cas analogues : c'est une variété de colique hépatique, à forme gastralgique, sans ictère et sans calculs. Nous aurons occasion d'y revenir à propos de l'hépatalgie, qui est aussi une manifestation de la diathèse arthritique.

Observation XX.

Diathèse rhumatismale. — Manifestations articulaires et musculaires Névralgies. — Sciatique. — Gastralgie.

M. de B..., âgé de 36 ans, présente toutes les apparences de la force et de la santé; il est grand, très-fortement musclé et assez coloré de visage. Sa mère est rhumatisante, à forme névropathique; elle a eu, à différentes reprises, des douleurs articulaires, alternant avec des névralgies et des affections viscérales, asthme, migraine, gastralgie, etc.; depuis plusieurs années, elle est paraplégique.

M. de B... a eu de bonne heure des atteintes de rhumatisme ;

vers l'âge de 15 ans, il a été pris d'un rhumatisme musculaire et articulaire subaigu, et depuis cette époque les crises se renouvellent chaque hiver. Sous l'influence d'un refroidissement ou d'une fatigue exagérée, M. de B... a des douleurs articulaires qui, en général, durent peu, ne s'accompagnent pas de gonflement, ni d'épanchement, mais sont très-vives et nécessitent une immobilité absolue. Chez lui, le rhumatisme musculaire et nerveux présente aussi le caractère d'acuité; le lumbago et surtout la névralgie sciatique qu'il a souvent sont d'une extrême violence, mais d'une durée assez courte.

Il y a deux ans, pour la première fois, M. de B... fut atteint de gastralgie, caractérisée par une douleur excessive plutôt que par des troubles fonctionnels; elle résista à de nombreux moyens et fut remplacée par des manifestations musculaires et névralgiques.

Pendant le siége de Paris, M. de B... fit un service très-actif, et n'eut, malgré les fatigues et les refroidissements auxquels il s'exposa, que quelques douleurs musculaires; vers la fin du siége, il commença à avoir quelques crises très-pénibles de gastralgie revenant à des heures irrégulières et s'accompagnant de ballonnement et de flatulence. L'application immédiate d'un large vésicatoire sur la région de l'estomac enraya, pour ainsi dire, l'attaque. Au mois de mai, repris de nouveau de douleurs d'estomac, il eut encore recours à un vésicatoire, qui n'amena qu'un soulagement insignifiant; d'autres agents, la belladone, la morphine, le charbon de Belloc, etc., n'eurent pas de résultats plus favorables.

M. de B... arrive à Plombières le 15 août 1871; malgré son apparence de santé, il est triste, abattu et découragé. Ses souffrances sont presque continues : à peine éveillé, il éprouve un sentiment de chaleur, de brûlure à l'estomac avec ballonnement et éructation de gaz inodores; par l'ingestion de quelques aliments, la douleur se calme momentanément, mais bientôt la tympanite augmente et devient un obstacle à l'introduction de nouveaux aliments. La douleur reparaît et dure pendant toute la digestion qui se fait lentement, avec des crampes très-pénibles et de nombreuses éructations. Lorsque l'estomac est vide, la douleur devient plus aiguë, quelques aliments la calment, puis elle revient de nouveau pendant la digestion et ainsi de suite. Au milieu de cet état de souffrances presque permanent, M. de B... a conservé l'appétit, mais il ne peut le satisfaire; il ne peut prendre à la fois que la petite quantité d'aliments qui est nécessaire pour calmer la douleur sans amener de distension de l'estomac.

M. de B... commence son traitement dès son arrivée à Plombières; il prend chaque jour un bain d'une heure et l'eau des Dames, en boisson, à la dose de deux demi-verres, une heure avant chaque repas. Comme elle est un peu lourde, je fais ajouter, 0,50 centigr. de bicarbonate de soude à chaque demi-verre, elle passe mieux ainsi et calme d'une façon remarquable les douleurs gastralgiques. Grâce à cet apaisement qui précède les repas, le malade peut manger un peu plus, sans que le travail de la digestion soit aussi pénible. Aux bains et aux douches Tivoli, j'ajoute, quelques jours après, des étuves que M. de B... supporte avec une très-grande facilité.

A la fin de son séjour à Plombières, M. de B... est relativement bien: il a un appétit régulier, il peut le satisfaire sans redouter de crise ; sa digestion n'est pas douloureuse, mais elle s'accompagne toujours de flatulence et de ballonnement. Les nuits sont tranquilles en général ; lorsque l'estomac est vide, il y a quelquefois un commencement de douleurs qu'il est facile de calmer avec un peu de pain.

M. de B... passe un hiver bien meilleur ; non-seulement il n'a pas de crises de gastralgie, mais ses douleurs habituelles, articulaires ou musculaires sont beaucoup moins fréquentes. Depuis cette époque, l'amélioration a persisté d'une façon satisfaisante.

Nous venons de voir, dans les observations précédentes, la douleur former le symptôme principal et presque unique des manifestations gastriques du rhumatisme. Il n'en est pas toujours ainsi. On rencontre souvent des cas où la diathèse s'accuse par des troubles fonctionnels plus ou moins persistants; quelquefois même la gastralgie n'est que secondaire ou tout à fait accidentelle, et les symptômes dyspeptiques dominent.

La dyspepsie acide et la dyspepsie flatulente sont les deux variétés qu'on rencontre le plus souvent chez les rhumatisants.

Dans la dyspepsie acide, les malades éprouvent, après le repas, des aigreurs, soit sous forme de gaz acides, soit sous forme de liquides aqueux, rejetés en plus ou moins grande abondance, avec une sensation de chaleur qui remonte le long de l'œsophage jusque dans la bouche.

La sécrétion exagérée des acides dans l'estomac se produit aussi quelquefois à jeun et s'accompagne d'un sentiment de brûlure, connu sous le nom de pyrosis. Les aliments acides, certains liquides, comme le vin et le lait, augmentent toujours cette disposition et provoquent quelquefois de véritables crises gastralgiques.

La dyspepsie flatulente est encore plus fréquente chez les rhumatisants; elle accompagne souvent la gastralgie. Les gaz, produits par le travail de la digestion, s'accumulent dans l'estomac et donnent lieu, plus ou moins longtemps après le repas, à une tension pénible de l'épigastre et à des éructations nombreuses.

On observe dans ces cas une saillie exagérée de l'hypochondre gauche, par suite de la distension du grand cul-de-sac de l'estomac; la pression détermine quelquefois l'issue des gaz, qui traversent facilement le cardia.

Enfin, il n'est pas rare de voir la dyspepsie des rhumatisants affecter la forme vertigineuse. La sensation de vertige se présente pendant le travail de la digestion et s'accompagne de pesanteurs, de flatulence et d'envie de dormir. Pour que la digestion s'accomplisse, ces malades sont obligés de garder l'immobilité; quelquefois le décubitus horizontal est le seul moyen qu'ils aient d'échapper aux troubles de la vue, aux bourdonnements d'oreilles et au malaise insupportable qu'entraîne la digestion.

L'estomac n'est pas le siége unique des troubles

digestifs chez les rhumatisants. Avec la dyspepsie, il est fréquent de rencontrer des désordres des fonctions intestinales, de la tympanite, de la constipation ou de la diarrhée, etc.

Observation XXI.

Diathèse rhumatismale. — Manifestations articulaires et névralgiques. Gastralgie.

M. de R..., âgé de 21 ans, maigre et pâle, paraît d'une santé médiocre ; cependant il n'a jamais fait de maladie sérieuse, et il se portait assez bien jusqu'à sa sortie du collége, il y a deux ans. Depuis qu'il est rentré dans sa famille, malgré les bonnes conditions hygiéniques dont il est entouré, il a commencé à souffrir de l'estomac ; rien n'explique le début de cette affection, ni la fatigue, ni les excès, ni les causes morales. Mais le père de M... de R... est goutteux, il a des manifestations articulaires et nerveuses, en même temps que des troubles digestifs ; M. de R... a eu lui-même des douleurs articulaires, des névralgies et assez fréquemment des migraines. C'est donc dans les antécédents héréditaires et morbides du malade qu'il faut rechercher la cause de l'affection actuelle.

Au début de sa maladie, M. de R... a éprouvé des troubles d'estomac, caractérisés par de la perte d'appétit, des aigreurs et des pesanteurs après les repas, en même temps qu'il avait à jeun du pyrosis, sans pituite.

Au bout de deux à trois mois, les phénomènes changèrent de forme ; il survint des crises de gastralgie, avec crampes douloureuses avant et surtout après les repas. Ces troubles des fonctions digestives ne tardèrent pas à altérer la nutrition, M. de R... maigrit et perdit ses forces ; il devint triste, fuyant toute espèce de distraction et d'exercice, et n'ayant plus d'aptitude pour les travaux intellectuels.

Cependant ces crises douloureuses devinrent plus rares et la gastralgie finit par disparaître en laissant un état habituel de dyspepsie caractérisée par l'absence d'appétit, des pesanteurs après les repas, du ballonnement et de la constipation. La santé générale ne fit que décliner et M. de R... devint extrêmement sensible au froid dont la plus légère impression lui donnait des douleurs névralgiques et articulaires, ou des retours de gastralgie. C'est dans ces conditions qu'il arriva à Plombières le 4 juillet 1872.

Il ne supporte par son traitement sans une certaine fatigue, et à plusieurs reprises il est obligé de prendre du repos ; malgré cela, il tolère bien l'eau minérale en boisson, les bains et surtout les douches raniment les fonctions de la peau et produisent une utile dérivation. Vers la fin de son séjour, lorsque M. de R... offre un peu plus de résistance, je lui fais prendre quelques douches écossaises, qui contribuent à relever les forces et à activer les fonctions de l'estomac et de l'intestin. Le résultat du traitement est extrêmement satisfaisant ; M. de R... ne tarde pas à retrouver la santé qu'il avait perdue depuis près de deux ans; il passe un excellent hiver, et pendant la saison de 1873, j'ai appris que sa guérison ne s'était pas démentie.

Nous voyons, dans cette observation, la diathèse arthritique, après quelques manifestations articulaires et névralgiques peu marquées, déterminer une affection sérieuse de l'estomac. Celle-ci, constituée d'abord par une dyspepsie acescente rebelle, se transforme bientôt en gastralgie, puis en un état d'atonie digestive, qui porte une grave atteinte à la nutrition.

Dans les conditions de dépression où se trouvait placé l'organisme, il était à craindre que la diathèse, continuant à évoluer sur un terrain favorable, ne déterminât des accidents de plus en plus sérieux ; mais l'économie, remontée par un traitement approprié, put résister à l'envahissement progressif dont elle était menacée.

Observation XXII.

Diathèse arthritique. — Manifestations musculaires et nerveuses. Migraines. — Dyspepsie flatulente.

M. B..., âgé de 34 ans, brun, assez coloré de visage, présente toutes les apparences de la santé ; il habite, dans le département de la Haute-Marne, un endroit froid et humide, et se livre avec ardeur à tous les exercices de la vie de campagne.

Il est né d'un père goutteux, et il a un frère très-rhumatisant ; à différentes reprises, il a souffert de douleurs articulaires et musculaires, et il est, de plus, sujet à des migraines et des névralgies qui reviennent en général sous l'influence du froid, de la fatigue ou des excès.

Depuis plusieurs années, à ces manifestations rhumatismales se sont joints des troubles digestifs, surtout de la lenteur de digestion, et de la flatulence habituelle.

L'année dernière, ces accidents sont devenus plus marqués et se sont transformés en crise de dyspepsie. M. B... était pris de temps en temps de perte d'appétit, de dégoût, de pesanteurs après les repas, sans douleurs réelles ; pendant le travail de la digestion il avait un ballonnement énorme, de l'oppression, quelquefois des palpitations, du serrement de tête, du vertige et de la faiblesse des jambes. La crise se terminait par d'abondantes évacuations de gaz inodores, et laissait après elle de la fatigue, de la tristesse et de la paresse intellectuelle. Ces malaises duraient en général quelques jours et reparaissaient au moindre écart de régime, ou sous l'influence d'un refroidissement.

Les divers moyens employés, les purgatifs, les poudres digestives, etc., n'eurent que peu d'effets, mais pendant ce temps il n'y eut aucune manifestation articulaire ou névralgique, les migraines seules persistèrent.

Le 25 juin 1869, M. B... est envoyé à Plombières, dans le but de modifier ces troubles de l'estomac. Je le soumets à l'usage des bains tièdes, peu prolongés, terminés par des douches Tivoli assez énergiques ; il prend de plus un verre d'eau des Dames le matin à jeun et de l'eau de Bussang, aux repas, avec le vin. Au bout de quelques jours, je lui prescris, dans la journée, une douche écossaise de trois à cinq minutes, suivie de frictions sèches et d'une promenade de réaction.

Sous l'influence de ces moyens, l'appétit se réveille, les digestions deviennent plus faciles, les gaz diminuent et les phénomènes sympathiques du côté de la tête disparaissent. M. B... quitte Plombières, vers le milieu de juillet.

Peu de temps après, il est pris d'une éruption cutanée générale, à laquelle on donne le nom d'eczéma et qui dure trois semaines ; elle disparaît sans laisser de trace, et sa santé s'améliore sensiblement pendant plusieurs mois ; dans le courant de l'hiver, il a encore quelques douleurs articulaires et névralgiques, mais les fonctions de l'estomac s'accomplissent régulièrement. Il se proposait de faire une nouvelle saison au mois de juillet 1870, lorsque les événements politiques l'en empêchèrent. Capitaine dans un bataillon de mobiles, il supporta les fatigues de cette vie nouvelle sans trop de difficultés ; pendant toute la campagne il n'éprouva que de légers ressentiments de douleurs rhumatismales sous l'influence du froid, et quelques troubles digestifs passagers. Depuis le printemps il est moins bien, il a perdu l'appétit, et après les repas il a de la pesanteur, de la flatulence, de l'oppression et quelquefois de la somnolence et du vertige. Ces accidents alternent avec des migraines, des névralgies et des douleurs articulaires et musculaires vagues.

M. B... vient, au mois de juillet 1872, faire une seconde saison à Plombières ; il suit exactement le traitement qui lui avait réussi antérieurement. Il passe un bon hiver, ses digestions se font bien, mais il a, à plusieurs reprises, des douleurs musculaires et articulaires et même quelques localisations passagères dans les petites articulations des pieds. A partir de ce moment, il se soumet à une hygiène sévère et sa santé se consolide de plus en plus.

Cette observation nous offre un exemple de dyspepsie flatulente arthritique, qui peut être considérée comme une manifestation irrégulière de la diathèse, à cause de sa ténacité et de la précocité de son apparition ; les faits de ce genre ne sont pas rares et doivent être toujours présents à l'esprit, lorsqu'il s'agit d'établir le diagnostic et le pronostic de certaines affections de l'estomac, dont la cause paraît indéterminée. Chez notre malade, le traitement de Plombières, dans la première saison, a eu pour effet de déplacer la localisation diathésique, en opérant vers la peau une dérivation salutaire ; après la seconde cure les troubles viscéraux disparurent pour faire place aux phénomènes normaux de l'arthritis. Il semble que la médication hydro-thermale de Plombières, tout en rétablissant les fonctions perverties, ait réussi à imprimer à la diathèse une évolution régulière.

Il nous serait facile de multiplier les exemples d'affections de l'estomac d'origine arthritique, nous avons voulu seulement signaler les principales formes : chez les rhumatisants névropathiques, la gastralgie est la plus fréquente; à la douleur se joignent presque toujours des troubles fonctionnels variés, qui, dans certains cas, peuvent devenir prédominants et constituer de véritables dyspepsies. Il est alors assez difficile de trouver les caractères diathésiques ; on peut y arriver cependant par l'étude attentive des antécédents et des manifestations concomitantes : l'alternance avec d'autres phénomènes rhumatismaux, l'apparition et la disparition brusque sous l'influence de causes extérieures, la résistance aux divers traitements locaux, sont autant de signes qui révèlent la nature arthritique de ces affections de l'estomac.

DE L'HÉPATALGIE.

Nous avons vu, dans l'observation XIX, que certaines crises de gastralgie présentaient une physionomie spéciale : la douleur, au lieu d'être localisée au creux de l'estomac, s'étendait vers l'hypochondre droit, dans le dos et jusqu'à l'épaule du même côté. En même temps les troubles fonctionnels étaient constitués surtout par des vomissements bilieux, ce qui n'arrive pas dans la gastralgie simple ; ces crises n'étaient pas suivies d'ictère ni d'expulsion de calculs, comme dans la colique hépatique.

Les faits de ce genre doivent être rattachés non pas à la gastralgie, mais à la névralgie du foie. L'hépatalgie est caractérisée par des douleurs vives, lancinantes, tantôt fixes, tantôt diffuses, occupant l'épigastre, l'hypochondre, les côtes, le dos, etc.; elles se montrent subitement, reviennent en général par accès, et présentent quelquefois des intermittences plus ou moins régulières. Elles s'accompagnent de nausées, de vomissements bilieux, comme la colique hépatique, mais elles ne sont pas suivies d'ictère ni d'expulsion de calculs. Pendant la crise, le foie n'augmente pas de volume et s'il est souvent très-douloureux à la pression, aussitôt après on peut le palper et le percuter sans developper de sensibilité exagérée.

L'hépatalgie est une affection qui se rencontre surtout chez les femmes et chez les sujets névropathiques; elle est, comme la gastralgie, une manifestation de la diathèse arthritique. On la voit disparaître pour faire place à d'autres névralgies, gastralgie, entéralgie, cystalgie, etc., ou alterner avec ces diverses douleurs viscérales.

Nous allons rapporter un exemple de cette affection :

Observation XXIII.

Diathèse arthritique. — Névropathie. — Gastralgie. — Crises de névralgie du foie.

Mme S..., âgée de 32 ans, petite et très-maigre, paraît avoir un tempérament nerveux prononcé et une santé générale très-ébranlée; elle a le teint pâle et la figure couverte d'éphélides.

Son père est goutteux avec douleurs articulaires et accès d'asthme; sa mère, rhumatisante névropathique, a fréquemment des crises de gastralgie.

Étant jeune fille, Mme S... n'a jamais été malade, mais elle était sujette à des névralgies erratiques et à des migraines; sans avoir présenté de troubles de l'estomac, elle a toujours eu une constipation opiniâtre.

Il y a treize ans, après une couche, elle a été prise pour la première fois de phénomènes de gastralgie simple, caractérisée par des douleurs à l'épigastre sans troubles fonctionnels marqués; puis au bout de quelques jours la douleur est devenue tout d'un coup plus intense, s'est étendue vers le côté droit et dans le dos, et la malade a eu des vomissements bilieux répétés; ces accidents sont revenus trois ou quatre jours de suite sous la même forme et avec la même intensité.

A la suite de cette crise, Mme S... a conservé une grande fatigue, de la faiblesse, du dégoût pour la nourriture, du ballonnement du ventre et une constipation plus opiniâtre; les matières fécales ont été pendant quelques jours décolorées et les urines avaient une teinte acajou; cependant il n'y avait pas d'ictère et aucun calcul biliaire ne fut expulsé. Depuis ce moment, les troubles de l'estomac sont devenus habituels, perte d'appétit, lenteur de la digestion, pesanteur et ballonnement après les repas, défaut de nutrition, amaigrissement et faiblesse; en même temps les névralgies et les migraines étaient plus fréquentes.

Dans les années suivantes, les crises de gastralgie, compliquées de symptômes d'hépatalgie, analogues à ceux que nous avons décrits, se sont présentées à de rares intervalles; mais un peu plus fréquentes depuis trois ans, et surtout l'hiver dernier, elles ont peu à peu déterminé chez Mme S... un état de faiblesse inquiétant.

C'est pour modifier cette disposition névralgique et rétablir ses forces qu'on l'envoie à Plombières au mois de juillet 1872.

Mme S... supporte sans difficulté son traitement, composé de bains et de douches; elle sent, au bout de quelques jours, que le calme se rétablit dans son système nerveux fortement ébranlé. Les fonctions de l'estomac s'améliorent peu à peu, l'appétit devient meilleur, la digestion se fait plus facilement et la constipation cède à l'action des douches ascendantes. Après sa saison, qu'elle a dû prolonger à cause de sa faiblesse, Mme S... n'éprouve pas de fatigue, ses forces au contraire reviennent graduellement en même temps qu'un peu d'embonpoint. L'hiver se passe sans crise, et ce n'est qu'au mois de mars, après de grandes fatigues et quelques changements trop accentués dans son alimentation ordinaire, qu'elle a, cinq jours de suite, de petites crises d'hépatalgie; aux douleurs de l'épigastre et de l'hypochondre droit se sont joints quelques vomissements bilieux et des urines colorées en rouge, mais il n'y a pas eu de décoloration des matières fécales ni d'ictère consécutif.

Après cette crise, Mme S... perd de nouveau l'appétit, ses digestions sont difficiles et douloureuses, et elle maigrit rapidement. Elle arrive à Plombières au mois de juin 1873, beaucoup mieux que l'année dernière mais moins bien que dans le courant de l'hiver; elle suit le traitement de l'année précédente, et supporte surtout avec une grande facilité les bains prolongés qui lui donnent toujours du calme et du bien-être. Elle retrouve peu à peu l'appétit et une certaine puissance digestive; son état général s'améliore rapidement, ses forces augmentent et elle peut faire sans fatigue des promenades assez longues. Mme S... quitte Plombières au bout d'un mois, dans des conditions très-satisfaisantes qui depuis se sont maintenues.

Cette observation nous montre une malade, névropathique à un haut degré, qui a commencé par avoir des crises de gastralgie, compliquées plus tard d'hépatalgie; il me paraît difficile de donner un autre nom à ces accidents, qui, tout en ayant le foie pour siége, ne présentaient pas les caractères des coliques hépatiques.

Jamais après aucune crise, la malade n'a eu d'ictère ni de développement du foie, la circulation biliaire n'a donc été que troublée momentanément, sans être interrompue par un obstacle; on n'a pas non plus constaté la présence de calculs biliaires dans les selles.

Cette névralgie du foie trouve facilement sa raison d'être dans les connexions intimes qui existent entre les plexus nerveux du foie et de l'estomac; on comprend que, lorsque celui-ci est le siége de troubles névralgiques amenés par une cause diathésique, le foie puisse être atteint par la même influence.

DE L'ENTÉRALGIE.

La forme la plus habituelle des manifestations intestinales du rhumatisme est l'entéralgie. Cette affection tient peu de place dans les descriptions classiques, on la confond ordinairement avec la gastralgie, les diverses espèces de coliques, et les névralgies des parois abdominales, etc. L'entéralgie en effet n'a pas toujours la même physionomie : tantôt la douleur est le symptôme primitif et dominant, il résume, pour ainsi dire, toute l'affection ; tantôt il s'y joint des troubles fonctionnels plus ou moins variables dans leurs caractères.

La marche de l'entéralgie rhumatismale n'est pas moins irrégulière que les formes qu'elle revêt : quelquefois elle se présente sons l'apparence d'accès douloureux isolés, et revenant à des intervalles éloignés ; d'autres fois elle donne lieu à des crises d'une durée assez longue, composées d'accès périodiques, accompagnés de douleurs et de troubles fonctionnels qui disparaissent sans laisser de trace. Enfin l'entéralgie est quelquefois plus continue dans ses déterminations : elle s'annonce par l'existence de points douloureux, qui produisent habituellement dans certains endroits limités, de l'abdomen, une gêne, une sorte d'inquiétude, mais qui, par moments, s'exaspèrent au point de provoquer de véritables crises aiguës.

De là trois formes différentes d'entéralgie : accès isolés, crises de durée variable, affection fixe avec exaspérations momentanées.

1° La douleur de l'entéralgie accidentelle est déchirante, contusive ou tormineuse ; le plus souvent elle est précédée et accompagnée d'une sensation toute particulière de malaise, d'anéantissement et quelquefois de refroidissement des extrémités. Elle s'irradie dans tout l'abdomen sans qu'on puisse déterminer, par l'exploration, de centres douloureux ; souvent même la pression calme les souffrances et suspend momentanément la crise. Les évacuations, lorsqu'il y en a, sont formées de matières naturelles, bien digérées et dont l'expulsion s'accompagne de ténesme rectal et vésical.

Les accès de ce genre durent depuis quelques minutes jusqu'à plusieurs heures, avec des rémissions passagères; ils se répètent, en général, à des intervalles éloignés, sous l'influence du froid, de l'humidité ou de la fatigue (observation XXIV), et ne laissent après eux aucune trace sérieuse. A un moindre degré, ils constituent la colique nerveuse, qui se distingue par la soudaineté de son apparition, par des douleurs vives et passagères, et par l'absence de tout désordre fonctionnel.

2° La seconde forme d'entéralgie est plus persistante et moins violente dans son expression douloureuse. Elle se montre, au milieu d'une bonne santé habituelle, par crises isolées; pendant un certain temps les douleurs reviennent chaque jour, presque à heure fixe, plus souvent la nuit ou le matin de bonne heure. Elles ne sont pas en général bien vives, mais plutôt désagréables et énervantes; les malades s'agitent, cherchent une position, compriment l'abdomen, sortent de leur lit et marchent pour tromper leur malaise. La crise dure rarement plus d'une heure, elle se termine par une ou deux évacuations de matières fécales, mêlées à des liquides séreux; quelquefois les selles sont composées seulement de matières solides ou molles et de gaz inodores.

Ces accès réguliers dans leur apparition et dans leur allure, ne laissent après eux aucune trace, si ce n'est de la fatigue et du malaise. Mais ils se répètent pendant un certain temps, ils finissent par amener quelques troubles de la santé générale. (Observations XXVI et XXVII.)

3° Dans la troisième forme de l'entéralgie, la douleur n'est plus accidentelle, elle existe, pendant une durée indéterminée, sous forme de points fixes, circonscrits, qui occupent plus souvent les parties latérales de l'abdomen que la région centrale; ils ne paraissent pas répondre à un organe en particulier, mais aux plexus nerveux qui se distribuent à la masse intestinale. En temps ordinaire ces points fixes donnent lieu à un malaise, à une sorte d'inquiétude locale; mais sous certaines influences, ils s'exaspèrent et deviennent l'origine de véritables crises aiguës. Des douleurs violentes partent de ces points pour s'irradier dans l'abdomen et déterminer dans toute l'économie un trouble général, une angoisse très-grande, du refroidissement des extrémités et quelquefois des vomissements. Il se fait en même temps sur l'intestin une hyperémie qui se traduit par des flux diarrhéiques, bilieux ou séreux, mêlés de mucosités sanguinolentes. La crise se calme au bout d'un temps assez court, les évacuations cessent et la maladie reprend sa physionomie habituelle. (Observation XXVIII.)

Cette forme de l'entéralgie détermine quelquefois par sa persistance des désordres fonctionnels de l'intestin qui deviennent de véritables affections; c'est ainsi que la diacrise intestinale, provoquée par les accès d'entéralgie, peut faire place à certaines formes de diarrhée chronique; de même la dyspepsie de l'intestin, la pléthore abdominale et quelques autres états morbides sont la conséquence des troubles de l'innervation et de la circulation sous-diaphragmatiques, développés par l'action de la diathèse arthritique.

Nous allons donner successivement quelques exemples de ces diverses formes de l'entéralgie.

Observation XXIV.

Diathèse rhumatismale. — Manifestations articulaires, musculaires et nerveuses. — Entéralgie simple.

M. de F..., âgé de 55 ans, est grand, bien constitué, mais assez maigre; malgré un long séjour en Afrique, en qualité d'officier d'artillerie, il n'y a jamais contracté de maladies endémiques et sa santé générale a toujours été bonne. Dans ses antécédents de famille, on trouve la goutte et le rhumatisme névropathique.

En 1851, M. de F... a eu deux atteintes de rhumatisme articulaire des genoux et des hanches sans épanchement; depuis cette époque, il est sujet à des douleurs passagères dans les muscles et les articulations, et aussi quelquefois à des migraines et à des névralgies erratiques.

Le rhumatisme ne s'est compliqué, à aucune époque, de palpitations ou de gêne de la respiration et le cœur ne présente aucune trace d'altération organique : les digestions sont en général régulières, l'estomac et l'intestin ne sont le siége d'aucun trouble fonctionnel.

Depuis deux ans, sans cause connue, M. de F... est atteint de douleurs intestinales, qui reviennent irrégulièrement, sous forme de coliques sèches; les repas, la nature des aliments n'ont aucune influence sur leur retour, mais il n'en est pas de même des variations atmosphériques, et surtout du froid et de l'humidité. Ces douleurs qui ont leur point de dèpart au niveau de l'ombilic, s'irradient vers les flancs, le bas-ventre et vers les reins ; elles ne s'accompagnent jamais de vomissements, de diarrhée ou d'émission de gaz.

Les boissons et les flanelles chaudes, les frictions, les cataplasmes calment presque toujours les crises qui durent quelques heures et disparaissent subitement sans laisser de trace. Depuis que cette entérite existe, les douleurs articulaires et musculaires sont moins fréquentes, mais le malade n'a pas observé de métastase directe des manifestations extérieures sur l'intestin, ou réciproquement.

M. de F... fait, en 1868, une première saison à Plombières, il prend des bains, des douches Tivoli et à la fin de son traitement quelques douches écossaises. Il passe un bon hiver, pendant lequel il peut s'exposer aux influences atmosphériques sans être repris de ses douleurs intestinales ; cependant il a encore quelques retours de rhumatisme, sous forme de manifestations articulaires et de crises passagères et peu intenses d'entéralgie. En 1869, il vient faire une seconde saison ; l'amélioration obtenue l'année précédente s'accentue davantage et ses douleurs intestinales disparaissent complètement à la suite de ce nouveau traitement.

Cette observation est un exemple d'entéralgie simple, telle que nous l'avons décrite dans la première forme. Elle est constituée tout entière par des douleurs, sans trouble fonctionnel, et on lui donne souvent le nom de colique nerveuse. Son caractère particulier est de revenir irrégulièrement, sous l'influence des changements atmosphériques, et d'alterner avec d'autres manifestations rhumatismales.

Observation XXV.

Diathèse rhumatismale. — Manifestations extérieures légères.
Crises violentes d'entéralgie.

M. de S..., âgé de 35 ans, a toujours été d'une santé robuste ; cependant, dans son enfance, il a eu fréquemment des dérangements d'intestins, pour lesquels à l'âge de 13 ans, il a fait une saison de Plombières. Depuis cette époque, il souffre de temps en temps de douleurs musculaires et quelquefois de névralgies, et il est très-sensible aux changements atmosphériques.

Son père a du rhumatisme articulaire chronique, et sa mère est névropathique et goutteuse.

Depuis sept ans, M. de S... a presque toujours habité l'Afrique; il y a fait plusieurs campagnes, sans contracter de dysentérie, ni d'intoxication paludéenne ; mais il a eu souvent des coliques et des diarrhées passagères.

Pendant ces deux dernières années, ces indispositions ont pris un caractère plus sérieux: sous l'influence du froid, il ressent tout à coup dans le ventre des douleurs très-vives, de véritables crampes, avec contraction des parois abdominales, ténesme rectal, urines involontaires, nausées, défaillance, menaces de syncope et tout un ensemble de phénomènes en apparence graves. Ces crises durent une demi-heure ou une heure, elles se terminent par des évacuations, composées de matières fécales, de liquides séreux et de mucosités sanguinolentes; à la suite de ces violentes douleurs, il reste de la sensibililté du ventre, des épreintes anales et vésicales, une grande fatigue, et un besoin impérieux de sommeil. Les seuls moyens calmants sont les boissons chaudes, les cataplasmes sur le ventre, les frictions et la compression de l'abdomen. Ces crises se sont renouvelées deux et trois fois par mois, ou ont été plus rares, suivant les causes de fatigue et de refroidissement que subissait le malade.

En 1870, M. de S... quitte l'Afrique pour faire la campagne de France ; au siège de Metz et surtout pendant son séjour en Allemagne, comme prisonnier de guerre, il est repris de crises analogues et d'une violence extrême.

Il est envoyé à Plombières au mois d'août 1871, dans le but de combattre ces retours d'entéralgie, qu'aucun moyen n'a réussi jusqu'à présent à prévenir.

M. de S... ne présente pas d'altération de la santé générale, il n'est pas amaigri, ses digestions se font bien et l'intestin en dehors des crises, n'est le siége d'aucun phénomène morbide. On ne constate par l'exploration qu'un peu de tympanite habituelle, sans douleur à la pression en aucun point du ventre ; le foie n'est pas développé et les selles sont régulières et parfaitement normales.

M. de S... suit un traitement régulier, composé de bains tièdes et de douches Tivoli ; il n'a pas de crises d'entéralgie pendant son séjour, mais seulement quelques douleurs musculaires vagues. Cependant il quitte Plombières très-fatigué, et pendant six semaines il subit l'influence du traitement ; au mois d'octobre, à la suite d'un refroidissement, il est pris d'une crise qui se prolonge pendant quinze jours et donne lieu de temps en temps à des douleurs intestinales, suivies de selles glaireuses et irrégulières.

Après cette crise, il se remet rapidement, il retrouve ses forces et son entrain habituel ; il peut bientôt reprendre sa vie active et tous les exercices du corps qu'il avait été obligé d'abandonner.

M. de S... fait en 1872 une nouvelle saison de Plombières, après laquelle il n'éprouve plus aucun retour d'entéralgie, mais il a de temps en temps quelques ressentiments de douleurs musculaires ou articulaires.

Il ressort de cette observation que le rhumatisme, même le plus léger en apparence, peut donner lieu à des localisations sérieuses, lorsque la prédisposition est mise en activité par des causes occasionnelles d'une grande puissance. M. de S... était rhumatisant par hérédité; il avait, de plus, une susceptibilité intestinale datant de l'enfance. Sous l'influence de refroidissements multipliés, le rhumatisme s'est fixé sur cette partie faible et a provoqué ces crises d'entéralgie, si nettes dans leur allure. Le traitement de Plombières s'adressait non-seulement à la nature de la maladie, mais aussi à sa localisation spéciale; il a eu, en fait, le meilleur résultat.

Observation XXVI.

Diathèse rhumatismale. — Manifestations diverses. — Entéralgie à forme périodique.

M. M..., âgé de 32 ans, d'une apparence délicate, est depuis longtemps sujet à des migraines et à des douleurs musculaires vagues.

A 20 ans, il a eu pendant deux mois un rhumatisme articulaire du genou droit, sans gonflement apparent, mais avec difficulté de le plier et impossibilité de marcher; depuis cette époque il a eu plusieurs atteintes de douleurs dans différentes jointures, mais elles n'ont jamais présenté les caractères du rhumatisme articulaire aigu. M. M... est, de plus, sujet aux catarrhes bronchiques, et aux coryzas; chaque hiver, l'impression du froid ramène chez lui quelques-uns de ces malaises, soit douleurs, soit catarrhes.

Son grand-père était goutteux; son père, qui est rhumatisant, a des douleurs articulaires, de l'asthme et du catarrhe bronchique.

Il y a quatre ans que M. M... a ressenti les premières atteintes de sa maladie. A la fin de l'hiver, après des fatigues prolongées et plusieurs crises de névralgie et de rhumatisme musculaire vague, alors que sa santé générale était ébranlée, il a été pris tout d'un coup de coliques extrêmement vives, occupant la partie inférieure de l'abdomen et donnant lieu à un malaise général très-pénible.

Les jours suivants, ces douleurs se sont renouvelées sous forme d'accès, qui, revenant presque à heure fixe vers la fin de la nuit, se terminaient, après une demi-heure ou une heure au plus de durée, par des selles naturelles mais plus abondantes qu'en temps ordinaire. Cette crise fut suivie de plusieurs autres séparées par des intervalles de calme, mais pendant l'été elles disparurent. L'hiver suivant, une meilleure hygiène, moins de fatigues, certaines précautions contre l'influence du froid rendirent ces retours d'entéralgie moins fréquents, et pendant deux ans, la maladie parut atténuée.

Ce qu'il y avait de remarquable dans ces crises, c'est qu'elles consistaient presque uniquement dans le symptôme douleur; les selles copieuses et molles qui terminaient l'accès ne se reproduisaient pas à d'autres moments, et le tube digestif, malgré les vives souffrances dont il était le siége, paraissait conserver toute son intégrité; l'appétit était normal et les digestions se faisaient régulièrement. Rien ne pouvait expliquer ni faire pressentir le retour de ces crises, mais ce qu'il y a de certain, c'est que pendant leur durée, M. M... ne ressentait aucune douleur articulaire, musculaire ou névralgique.

En 1868, vers la fin de l'hiver, M. M... a de nouveau quelques sérieuses atteintes d'entéralgie, pour lesquelles on l'envoie à Vichy, mais il ne peut continuer la cure qui détermine, au bout de peu de jours, une exaspération des douleurs.

Le séjour de la campagne le remet à peu près, mais l'hiver suivant, les crises reparaissent: presque chaque jour, il est réveillé entre 3 heures et 7 heures, par des douleurs aiguës qui occupent tout l'abdomen, sans siége déterminé, s'accompagnent de ballonnement et se terminent par une ou deux selles molles ou liquides très-abondantes; le malaise qui leur succède se dissipe dans la journée, et il ne reste qu'un peu de fatigue. La crise dure cinq à six jours, mais elle se renouvelle assez fréquemment.

A la fin de l'hiver, M. M... est affaibli, un peu amaigri, et on voit que sa santé générale est altérée.

Il arrive à Plombières le 1er août 1869; après quelques phénomènes d'intolérance déterminés par le début du traitement, il peut faire une cure complète. Il prend des bains tièdes et prolongés, suivis de courtes immersions de la partie inférieure du corps, dans l'eau à 38°; j'y ajoute des douches Tivoli et l'eau des Dames en boisson. Il supporte très-bien son traitement, qui ne présente d'autres particularités qu'une excrétion énorme d'acide urique.

M. M... se rend ensuite à la campagne, où pendant plusieurs semaines il éprouve une très-grande fatigue, mais il ne ressent que de légères douleurs, tantôt dans l'intestin, tantôt dans les articulations ou les muscles; il continue à rendre une quantité considérable d'acide urique.

Il passe un très-bon hiver jusqu'au mois d'avril; à cette époque, il est repris le matin au réveil de coliques suivies d'une selle naturelle sans diarrhée. Ces douleurs ne se représentent pas chaque jour, comme autrefois, et sous forme de crises d'une certaine durée; elles sont irrégulières, accidentelles, et d'une intensité beaucoup moindre.

M. M... revient à Plombières le 12 juillet 1870, il y fait une nouvelle saison qui lui permet de passer un bon hiver, malgré le siége et ses fatigues; de temps en temps il ressent des douleurs vagues, dans le ventre ou dans les membres, mais jusqu'au mois de juillet, il n'a pas de crise. A cette époque, à la suite d'un travail excessif, il est pris, pendant quelques jours, de douleurs entéralgiques revenant le matin, mais sans diarrhée ni troubles digestifs. Cette légère atteinte le décide, le 12 août 1871, à faire une troisième saison de Plombières. L'hiver suivant il n'a aucune crise, et depuis cette époque, sa santé générale est excellente; les manifestations du rhumatisme se résument dans de rares apparitions de douleurs articulaires ou névralgiques.

Cette observation est un exemple de la seconde forme d'entéralgie que nous avons décrite; elle est caractérisée par des crises irrégulières de douleurs, qui reviennent périodiquement chaque jour, à la même heure, et se terminent par des évacuations mêlées de sérosité, mais sans trouble des fonctions digestives. Les crises ne laissent pas en général de traces durables; mais elles se renouvellent assez fréquemment sous l'influence des mêmes causes.

Observation XXVII.

Diathèse rhumatismale. — Manifestations articulaires, musculaires et névralgiques. — Urticaire chronique. — Entéralgie à forme périodique.

M. G..., âgé de 9 ans, est petit, maigre et assez délicat. Dans ses antécédents héréditaires, nous trouvons que sa grand'mère est sujette à des douleurs rhumatismales des grandes et des petites articulations, à des névralgies erratiques et à l'eczéma; sa mère souffre de troubles d'estomac et de diarrhée, et son père est goutteux.

L'enfant a eu, à différentes reprises, des douleurs articulaires et, vers l'âge de 4 ans, une atteinte de rhumatisme subaigu localisé dans le genou; de plus, il a souvent de l'urticaire, qui depuis trois mois, reparaît d'une façon périodique presque chaque nuit pendant quelques heures.

Au mois d'octobre 1871, M. G... est mis en pension; obligé de sortir le matin de bonne heure, pour aller à la classe, il subit l'influence du froid et se plaint de temps en temps de malaise et de douleurs vagues dans les membres.

Dans le courant de janvier 1872, à la suite de ces refroidissements successifs, il est pris de vives coliques, suivies de selles fréquentes. Quelques jours après il s'établit une certaine périodicité dans le retour des crises; c'est le matin de bonne heure, subitement, que les douleurs reviennent, elles occupent le côlon transverse et l'S iliaque; quelquefois très-violentes, elles durent une ou deux heures avec des intervalles de rémission et se terminent par des évacuations de liquides séreux, mêlés de matières moulées et quelquefois de glaires sanguinolentes. Aussitôt après la cessation de la crise, l'enfant se remet et la journée se passe sans malaise; ses fonctions digestives ne paraissent pas troublées, l'appétit est conservé, l'estomac fonctionne régulièrement et ne participe en rien aux désordres de l'intestin. Malgré cela il maigrit et perd son aptitude au travail et aux jeux de son âge. Les divers moyens employés pour calmer les douleurs n'ont pas de résultat efficace; cependant le sulfate de quinine paraît exercer une action réelle sur la périodicité des crises.

Au bout d'un mois, après quelques alternatives de cessation et de retour, l'entéralgie disparaît complètement; au printemps, elle se montre de nouveau sous forme de crises moins longues et moins pénibles.

M. G... est envoyé à Plombières le 25 juin 1872 ; il a repris des forces et un peu de coloration des tissus, mais depuis la cessation de l'entéralgie, il a presque constamment de l'urticaire et des douleurs dans les membres. L'exploration du ventre ne donne aucun résultat, je ne trouve pas de sensibilité à la pression, pas d'engorgement ni d'induration, je constate seulement un peu de tympanite, avec legère distension du cæcum, du côlon et de l'S iliaque ; les selles sont parfaitement normales, sans constipation, ni diarrhée.

M. G... prend, pendant son séjour, 20 bains tièdes, de trente à quarante minutes, suivis de douches Tivoli, de cinq minutes de durée : il supporte parfaitement son traitement et quitte Plombières dans de bonnes conditions.

A la suite de cette saison, l'enfant commence à se développer et à offrir plus de résistance aux influences extérieures ; dans le courant de l'hiver, il continue à bien aller, et les crises d'entéralgie ne se reproduisent plus.

Cette observation est un nouvel exemple de la forme périodique de l'entéralgie ; pendant la durée de la crise, les accès reviennent périodiquement chaque matin et se terminent par des selles séreuses plus ou moins abondantes.

La nature rhumatismale de l'affection nous paraît suffisamment démontrée par les antécédents héréditaires du malade et par les diverses manifestations diathésiques qu'il a présentées avant et après les crises d'entéralgie.

Observation XXVIII.

Diathèse rhumatismale. — Manifestations externes musculaires et névralgiques. — Entéralgie, à forme fixe, avec exacerbations.

M. L..., âgé de 43 ans, grand, fort, bien constitué, a un embonpoint modéré et toutes les apparences de la santé. Il a toujours été sujet à des douleurs rhumatismales vagues et surtout à des névralgies passagères. Pendant qu'il habitait Paris, il avait fréquemment des coryzas, des angines et des bronchites sous l'influence du froid. Depuis huit ans qu'il s'est fixé dans le Midi, pour la santé de sa femme, il n'a plus de catarrhes bronchiques, mais il souffre fréquemment de névralgies et de douleurs musculaires. Les variations de température sont souvent chez lui l'occasion de désordres intestinaux caractérisés par des coliques subites et une diarrhée passagère.

Au mois de septembre 1869, M. L... eut une crise beaucoup plus violente; pendant quelques jours, il éprouva des douleurs excessivement vives autour de l'ombilic, avec irradiation dans les flancs, dans les reins et dans les cuisses. Ces douleurs revenaient subitement par accès, et lorsqu'elles étaient à leur apogée, elles provoquaient des nausées, des menaces de syncope et des sueurs froides ; elles étaient suivies de selles peu abondantes, composées de glaires, de liquides bilieux ou séreux et accompagnées d'efforts et de ténesme. Après quelques jours de souffrances, la crise se calma et le malade put reprendre sa vie habituelle; il remarqua seulement qu'il avait conservé dans l'abdomen deux points sensibles. En temps ordinaire, la pression ou l'examen direct ne les révélait pas facilement, mais lorsque la fatigue ou les impressions d'humidité et de froid les exaspéraient, il était possible de se rendre compte de leur localisation; ces points assez circonscrits étaient situés de chaque côté du ventre à peu près à égale distance de l'ombilic et de l'épine iliaque; ils ne s'accompagnaient ni d'engorgement, ni d'induration d'aucun organe, et ils paraissaient avoir leur siége dans les plexus nerveux qui se distribuent à la masse intestinale.

Au mois de janvier 1870, M. L... eut une nouvelle crise, semblable à la première, mais un peu moins longue ; les douleurs partaient des points fixes et se répandaient dans tout l'abdomen, en s'accompagnant de malaises généraux, et d'évacuations séreuses. A la suite de cette crise, les points douloureux persistèrent avec un peu plus d'intensité et devinrent une cause habituelle de gêne et d'inquiétude; les accidents se renouvelèrent ainsi plusieurs fois chaque année, avec plus ou moins d'intensité et la santé générale du malade finit par s'altérer.

La dernière crise eut lieu au mois d'avril 1873; elle fut très-violente: aux coliques et aux déjections volontaires se joignirent des symptômes généraux qui ne laissèrent pas que de donner des craintes sur l'existence d'une lésion intestinale ; cependant M. L... se remit assez promptement et fut envoyé à Plombières au mois de juin 1873.

L'examen de l'abdomen, pratiqué avec soin, me permet de constater un certain degré de tympanite habituelle, sans altération des parois de l'intestin; nulle part je ne trouve d'induration, ni de sensibilité, excepté au niveau des deux points fixes situés de chaque côté de l'ombilic, mais il faut une pression profonde et assez soutenue pour y développer une douleur modérée. Le foie n'est pas sensible et déborde légèrement les fausses côtes; les autres organes de la cavité abdominale sont dans un état tout à fait normal. Du reste les fonctions s'accomplissent régulièrement, l'appétit est soutenu, et les digestions se font bien; en dehors des crises, les selles sont quotidiennes, non douloureuses, composées de matières fécales bien digérées, sans aucun mélange de mucosités ou de sang.

Les points douloureux se font sentir davantage pendant la station debout, dans une marche rapide, ou quelquefois après les repas, lorsqu'il y a du ballonnement; ils s'accentuent aussi sous l'influence de la fatigue, des variations atmosphériques, et dans les jours qui précèdent les crises. Ces accidents assez insolites ne peuvent être attribués qu'à une entéralgie fixe, avec exacerbations passagères, et le malade qui est rhumatisant, constate qu'il n'a plus de manifestations musculaires ou névralgiques depuis que la localisation s'est faite sur l'intestin.

M. L... suit un traitement complet, composé de bains tièdes prolongés, suivis de douches chaudes portées sur tout le corps, excepté sur la région abdominale; il éprouve, pendant son séjour, une certaine fatigue et un besoin extrême de sommeil. En quittant Plombières, il constate une diminution marquée dans la sensibilité des points abdominaux et peu à peu ils finissent par disparaître. J'ai occasion de le revoir au mois de février 1874: il a passé un très-bon hiver sans crise d'entéralgie, mais il a ressenti quelques manifestations goutteuses vers les pouces et les gros orteils. Jusqu'alors la diathèse ne s'était révélée chez lui que par des douleurs musculaires et névralgiques et par les crises d'entéralgie; le traitement de Plombières a donc eu pour effet de régulariser l'évolution de l'arthritisme et de transformer des accidents anormaux en goutte régulière.

Cette observation est un exemple de la troisième forme d'entéralgie que nous avons admise : sensibilité habituelle fixée dans les plexus mésentériques, avec crises d'exacerbation douloureuse. Cette forme, par sa permanence, entretient un certain trouble de l'innervation abdominale, et peut donner lieu à des désordres fonctionnels de l'intestin, plus ou moins sérieux. Il est donc important de combattre, aussitôt que possible, la localisation diathésique par un traitement hydrothermal approprié.

Avec l'entéralgie se termine ce que nous avons à dire des affections rhumatismales du tube digestif.

Dans la cavité abdominale, nous trouvons encore les organes génito-urinaires, qui subissent quelquefois les atteintes du rhumatisme : ce sont les tissus musculaire et nerveux qui entrent dans leur structure qui sont alors le siége des phénomènes douloureux. Nous avons signalé, dans quelques-unes de nos observations, les douleurs vésicales et le spasme du col de la vessie parmi d'autres manifestations rhumatismales; mais ces accidents, en général assez rares, n'ont qu'une importance morbide très-modérée.

Quant au rhumatisme de l'utérus, il a été décrit, depuis Dezeimeris, par un grand nombre d'auteurs. On a étudié cette affection dans l'état de vacuité de l'utérus et pendant la grossesse, et on a placé son siége dans le tissu musculaire de l'organe. C'est un véritable rhumatisme musculaire, dont le symptôme fondamental est la douleur, souvent limitée à l'utérus, ou s'irradiant dans les parties voisines, vessie, intestins, lombes, cuisses, etc.

Si, dans certains cas, on peut admettre le caractère musculaire de la douleur utérine, il est positif qu'il y a aussi des névralgies qui ont pour foyers des points isolés du col et du corps de l'utérus. Ces douleurs se présentent par crises d'intensité variable et souvent d'une grande violence ; elles s'accompagnent de troubles fonctionnels et quelquefois de métrorrhagies, dont l'abondance est en rapport avec l'intensité des douleurs. Dans les cas diathésiques, on voit ces névralgies succéder à d'autres déterminations rhumatismales ou accompagner certains accidents névropathiques : migraine, gastralgie, névralgies diverses, etc.

Nous venons de passer en revue les tissus et les organes qui, dans certaines conditions, sont le siége de manifestations névropathiques du rhumatisme, et nous avons donné, autant que possible, des exemples propres à faire ressortir les caractères particuliers de chaque localisation. Ce travail est loin d'être complet ; il y a encore dans la diathèse arthritique bien des points obscurs et certaines relations morbides ignorées : l'avenir nous révélera les unes et éclairera les autres. Pour le moment, nous avons voulu nous renfermer uniquement dans l'étude des faits bien démontrés, et faire voir le parti qu'on peut tirer de l'emploi des eaux de Plombières dans le traitement de certaines affections rhumatismales.

CONCLUSIONS.

I. La diathèse rhumatismale, dans certaines conditions individuelles tenant au tempérament et à la constitution, affecte la forme névropathique ; ses manifestations se traduisent par des phénomènes douloureux et par des troubles fonctionnels, sans altération de tissus.

II. Le rhumatisme névropathique a pour siége les tissus et les organes ; il détermine des douleurs, des névralgies, des névroses et des affections viscérales qui, dans le cours de son évolution, existent simultanément ou se substituent les unes aux autres.

III. Les localisations musculaires et articulaires donnent lieu à des douleurs et à la difficulté des mouvements, sans tuméfaction ni épanchement.

IV. Les névralgies, qui sont très-fréquentes, ont pour caractères particuliers l'acuité, la mobilité, et souvent l'intermittence ; elles se reproduisent facilement sous l'influence des causes occasionnelles du rhumatisme.

V. Les névroses qu'on rencontre le plus habituellement chez les rhumatisants sont : la migraine, le vertige, l'irritation spinale, les palpitations nerveuses, l'asthme, la dermalgie et la névropathie générale.

VI. Les manifestations névropathiques de la diathèse sur les organes digestifs sont très-communes et ont une grande importance. Les principales sont : la gastralgie, la névralgie du foie et l'entéralgie.

VII. La gastralgie rhumatismale est remarquable par la violence des douleurs qu'elle provoque; lorsqu'elle s'accompagne de troubles fonctionnels, ils prennent généralement la forme de la dyspepsie acide ou flatulente.

VIII. La névralgie du foie est rarement isolée; elle complique presque toujours la gastralgie. Elle donne lieu à des douleurs avec vomissements bilieux, sans ictère et sans expulsion de calculs.

IX. L'entéralgie est, parmi les affections viscérales d'origine rhumatismale, l'une des plus intéressantes. Elle est constituée par des troubles fonctionnels et par des douleurs qui peuvent se présenter sous trois formes différentes :

1° Douleurs isolées et passagères, auxquelles on donne le nom de coliques nerveuses;

2° Crises prolongées, présentant des accès douloureux périodiques;

3° Douleurs fixes et permanentes, avec des exacerbations éloignées et irrégulières.

X. Les eaux thermales de Plombières, employées de tout temps dans le traitement du rhumatisme, ont une efficacité spéciale contre les affections névropathiques d'origine diathésique.

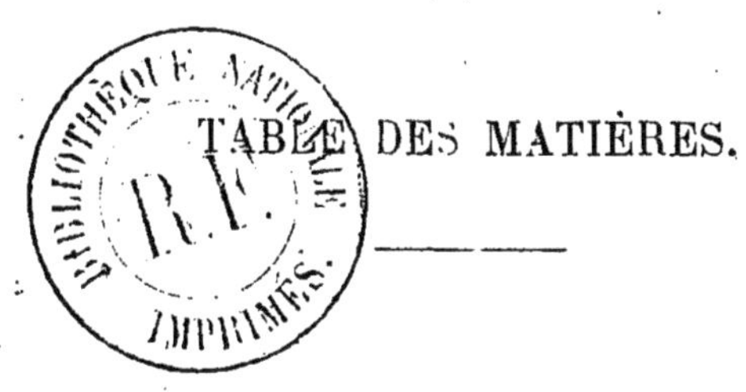

TABLE DES MATIÈRES.

Paris. — Typ. A. PARENT, rue Mr-le-Prince, 29-31.

www.ingramcontent.com/pod-product-compliance
Ingram Content Group UK Ltd.
Pitfield, Milton Keynes, MK11 3LW, UK
UKHW020302220726
13923UKWH00002B/988